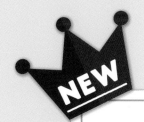

はじめての
透析看護

"なぜ"からわかる、ずっと使える！

[監修] **北村 健一郎**
眞仁会副理事長

[編集] **富樫 たつ子**
眞仁会看護部長

MC メディカ出版

🐾 はじめに 🐾

　「はじめての」シリーズは、2009年から「カラービジュアルで見てわかる！」を
コンセプトに、多くの領域にわたり刊行されています。『はじめての透析看護』も
そのシリーズの一冊として2013年に初版が刊行されました。その後、2019年
の「改訂2版」での一部加筆・修正を経て、今回、内容を大幅にバージョンアップ
し、『Newはじめての透析看護』として刊行するはこびとなりました。

　『Newはじめての透析看護』では、「なぜ（根拠）がわかる」「見てわかる（ぱっと見
て要点がわかる）」の内容をパワーアップするとともに、透析患者の抱える多岐に
わたる問題に対応するため、「腹膜透析（1章）」、「腎臓リハビリテーションと透析
中の運動療法（6章）」、「透析患者のフットケア（7章）」、「透析患者と社会保障制度
（7章）」、「災害対策（8章）」などの解説を新たに加え、より実践的な構成となって
います。

　また、ダウンロードできる「振り返りテスト」により、理解度の確認や復習、指
導に役立てていただけるようにしました。

　透析看護では、専門的な知識と技術により、安全な治療を提供することを基本
とします。そのためには、確かな知識や技術を備えることがとても重要です。本
書は、医療法人眞仁会において透析看護の未経験者の指導に長年携わってきたベ
テランたちが、自らの知識と経験に基づいて執筆しました。確かな知識と技術の
習得のために、これから透析室勤務を検討している方、透析室に配属となった
方、透析看護に興味のある方、新人の教育を担当する先輩方、ブランクのある方
など、「透析は専門的ではじめてだから、なんだか怖くて不安で自信がない」と
思っている方々におすすめいたします。

　透析はチーム医療です。本書の執筆も、日ごろの業務と同様に、看護師を中心
とした、医師、臨床工学技士、管理栄養士によるチームで取り組みました。本書
が、職種や経験によらず、透析医療に携わるすべての皆さんに活用していただけ
れば幸いです。

　2023年3月

眞仁会看護部長

富樫 たつ子

Contents

1 章　透析療法の基礎知識

2 章　血液透析に必要な機器と透析条件の設定

3 章　透析療法に必要な技術・観察・ケア

4 章　血液透析中のトラブルと対応

👣 ダウンロードして理解度が確認できる振り返りテスト 👣
問題、解説、解答用紙がダウンロードできます。プリントアウトして、復習や知識の整理にご活用ください。

監修・編集・執筆者一覧

🐾 監 修

● 北村 健一郎 　眞仁会副理事長

🐾 編 集

● 富樫 たつ子 　眞仁会看護部長

🐾 執 筆（掲載順）

● 中西 太一 　眞仁会北久里浜たくちクリニック院長 　【1章❶】

● 北村 健一郎 　眞仁会副理事長 　【1章❷・❸】

● 佐原 永信 　眞仁会横須賀クリニック臨床工学科主任 　【1章❹】

● 宮地 正史 　眞仁会横須賀クリニック臨床工学科部長 　【2章❶】

● 井汲 正史 　眞仁会横須賀クリニック臨床工学科主任補佐 　【2章❷】

● 田村 禎一 　眞仁会横須賀クリニック院長 　【2章❸】

● 長峰 久美 　眞仁会逗子桜山クリニック看護部主任 　【3章❶】

● 中谷 真奈美 　眞仁会北久里浜たくちクリニック看護部主任 　【3章❷】

● 武藤 里子 　眞仁会逗子桜山クリニック看護部主任補佐 　【3章❸】

● 横山 悦子 　眞仁会逗子桜山クリニック看護部主任補佐 　【3章❹】

● 石江 美佐 　眞仁会逗子桜山クリニック看護科長 　【3章❺】

● 稲葉 直人 　眞仁会北久里浜たくちクリニック副院長 　【3章❻】

● 相澤 里子 　眞仁会横須賀クリニック看護部主任補佐 　【3章❼-1】

● 岸 聡子 　眞仁会北久里浜たくちクリニック主任補佐 　【3章❼-2】

● 柳場 真樹 　眞仁会横須賀クリニック看護部主任補佐 　【3章❼-3】

● 前田 明美 　眞仁会三浦シーサイドクリニック看護部主任補佐 　【4章❶】

● 長谷川 義晃 　眞仁会横須賀クリニック臨床工学科主任補佐 　【4章❷】

● 内田 啓子 　眞仁会横須賀クリニック診療部長 　【第5章】

● 泉 若生 　眞仁会三浦シーサイドクリニック管理栄養士 　【6章❶】

● 小嶋 啓史 　眞仁会三浦シーサイドクリニック副院長 　【6章❷】

● 木村 寿宏 　眞仁会横須賀クリニック副院長 　【6章❸】

● 佐藤 由貴子 　眞仁会横須賀クリニック主任補佐 　【6章❹】

● 長谷川 とし子 　眞仁会北久里浜たくちクリニック看護科長 　【7章❶・❷】

● 片岡 孝子 　眞仁会三浦シーサイドクリニック看護科長 　【7章❸・❹】

● 浦野 香代子 　眞仁会横須賀クリニック看護部主任補佐 　【7章❺】

● 柿沼 伊津代 　眞仁会三浦シーサイドクリニック看護部主任 　【7章❻】

● 南須原 理香子 　眞仁会横須賀クリニック看護部主任 　【8章❶】

● 中島 朋美 　眞仁会横須賀クリニック看護科長 　【8章❷】

振り返りテストダウンロード方法

本書の資料は、WEBページからダウンロードすることができます。以下の手順でアクセスしてください。

■メディカID（旧メディカパスポート）未登録の場合

メディカ出版コンテンツサービスサイト「ログイン」ページにアクセスし、「初めての方」から会員登録（無料）を行った後、下記の手順にお進みください。

https://database.medica.co.jp/login/

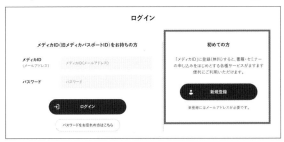

■メディカID（旧メディカパスポート）ご登録済の場合

①メディカ出版コンテンツサービスサイト「マイページ」にアクセスし、メディカIDでログイン後、下記のロック解除キーを入力し「送信」ボタンを押してください。

https://database.medica.co.jp/mypage/

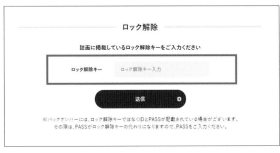

②送信すると、「ロックが解除されました」と表示が出ます。「ファイル」ボタンを押して、一覧表示へ移動してください。

③ダウンロードしたい資料のサムネイルを押すと「ダウンロード」ボタンが表示され、資料のダウンロードが可能になります。

ロック解除キー　dialysis322262

1章

透析療法の基礎知識

① 腎臓の構造と働き

透析療法を理解するためには、まず腎臓の解剖・構造、機能などを知ることが必要です。

🐾 腎臓の解剖と構造

1 腎臓の位置と形状

- 腎臓は、そら豆状の形です。成人では長径10〜12cm、短径5〜6cmで重さは約120gです。
- 腹腔の上背側にあり（第12胸椎から第3腰椎の両隣あたり）、右腎は肝臓の下にあるため左腎よりやや下方に位置します。
- 腎臓の中央のくぼみは腎門部とよばれ、大動脈から左右に分岐した腎動脈、下大静脈に戻る腎静脈、リンパ管、神経、尿管が通っています。

2 腎臓の肉眼的解剖

- 腎臓の縦断面では、外側の腎皮質と内側の腎髄質に分けられます。

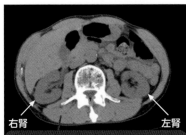

腎臓の断面図（CT画像）

右腎　左腎

腎臓は腹腔の上背側の後腹膜腔（胃や結腸、肝臓より後ろで膵臓、下大静脈、大動脈の近く）に左右向き合う形で存在します。

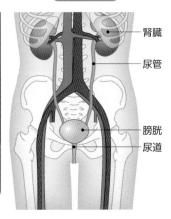

腎臓の位置

腎臓
尿管
膀胱
尿道

注目！ 腎臓の動脈系

腎動脈は腎門部で分岐し腎葉の間を皮質側に向かう葉間動脈となり、皮髄境界付近で左右に分岐して弓状動脈となります。腎皮質内では小葉間動脈となり被膜側へ向かい、後述する糸球体へつながる輸入細動脈に続きます。

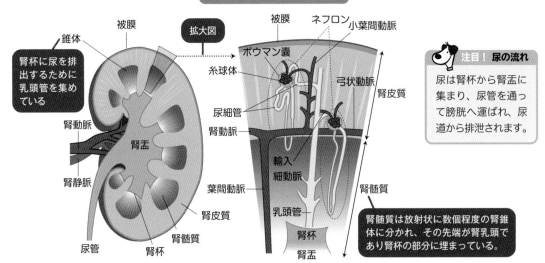

腎臓の縦断面（後ろから見た図）

拡大図

錐体
被膜
腎杯に尿を排出するために乳頭管を集めている
腎盂
腎動脈
腎静脈
尿管
腎皮質
腎髄質
腎杯

被膜　ネフロン　小葉間動脈
ボウマン嚢
糸球体
尿細管
腎動脈
輸入細動脈
葉間動脈
乳頭管
腎杯
腎盂
弓状動脈
腎皮質
腎髄質

注目！ 尿の流れ

尿は腎杯から腎盂に集まり、尿管を通って膀胱へ運ばれ、尿道から排泄されます。

腎髄質は放射状に数個程度の腎錐体に分かれ、その先端が腎乳頭であり腎杯の部分に埋まっている。

3 腎臓の微細構造

尿生成の流れと糸球体の構造

注目！ 傍糸球体装置

傍糸球体装置（JG装置）は、腎臓の濾過装置である糸球体のそばにあり、主に尿量調節を行います。輸入細動脈、輸出細動脈、緻密斑（遠位尿細管の一部）、メサンギウム細胞、顆粒細胞で構成されています。

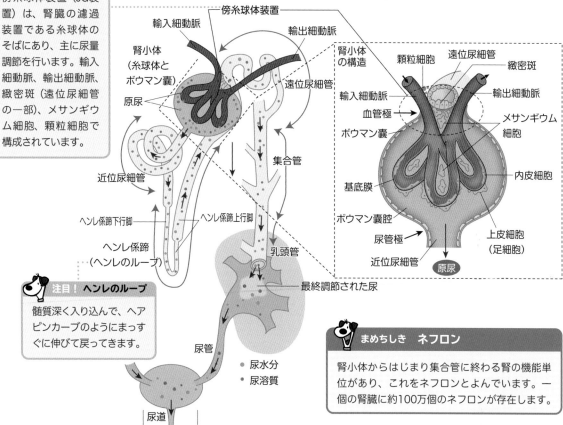

注目！ ヘンレのループ

髄質深く入り込んで、ヘアピンカーブのようにまっすぐに伸びて戻ってきます。

まめちしき ネフロン

腎小体からはじまり集合管に終わる腎の機能単位があり、これをネフロンとよんでいます。一個の腎臓に約100万個のネフロンが存在します。

尿細管の機能

腎小体	・腎小体は直径約0.2mmで、毛細血管のループ構造を成す糸球体と、それを包むボウマン囊で構成されています。尿が作られる最初の部分です。 ・糸球体は、輸入細動脈から続く毛細血管の塊（5〜8個の小葉からなる毛細血管のループ状の塊）で、毛細血管のループはメサンギウム細胞で支えられています。糸球体は毛細血管壁（血管の内側から内皮細胞、基底膜、上皮細胞）を介して、流れ込んだ血液から血漿成分（原尿）を、ボウマン囊へ濾過します。 **注目！ ふるいの役割** 内皮細胞の細い間隙や基底膜のマイナス荷電が「ふるいの役割」を果たし、血球、分子量の大きな蛋白、マイナスに荷電したアルブミンなどを通過しにくくしています。ここに異常を来すと蛋白尿や血尿が生じます。
近位尿細管	・近位尿細管はボウマン囊から尿細管へ移行する最初の部分です。
ヘンレのループ （ヘンレ係蹄）	・近位尿細管と遠位尿細管の間に位置するループ状の尿細管で、髄質深く入り込んでいます。 ・細い下行脚、細い上行脚、太い上行脚に分けられます。
遠位尿細管	・ヘンレのループに続く尿細管で、髄質から皮質に上行しています。 ・同じネフロンの腎小体血管極に接して、緻密斑という特殊な構造を作っています。
集合管	・数個の遠位尿細管から糸球体濾液を集め、最終調節された尿を形成する管です。 ・皮質部から髄質に下降し乳頭管に至る部分です。

🐾 腎臓の機能

- 腎臓には、「①体内環境の恒常性を維持する機能」と「②ホルモンを産生・分泌し、自身もその作用を受ける内分泌臓器としての機能」があります。

1 糸球体濾過

- **腎血流量**：心拍出量の約5分の1に当たる1L／分（1,440L／日）が腎血流量です。
- **原尿をつくる**：輸入細動脈から糸球体を通過する間に、血球成分と蛋白質を除いた液が濾過されてボウマン嚢に出され、「糸球体濾液（尿の元である原尿）」になります。成人では原尿が1分間に0.1L、1日で144Lにもなります。

> 🐶 **注目！ 原尿の約99％が再吸収される**
>
> 腎臓では、体の代謝でできた多量の老廃物を濾過して効率よく排泄するため、144Lの原尿の約99％の水分が尿細管で再吸収され、尿として排泄されるのは約1.5Lです。

2 尿細管における再吸収と分泌

- 尿細管の管腔側（尿の流れる側）と側底膜側（間質や毛細血管側）の細胞内には、能動的な物質ポンプやチャネル、輸送体、ホルモン受容体などがあり、種々の物質の再吸収、分泌、酸塩基平衡の調節を行います。

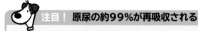

尿細管の部位別機能と再吸収・分泌の流れ（次頁表参照）

糸球体　近位尿細管　ヘンレのループ　遠位尿細管　集合管

PTH作用

Cl^-　K^+　HCO_3^-　HPO_4^{2-}
アミノ酸　水
ぶどう糖　Ca^{2+}　Mg^{2+}

皮質
300mOsm／kg

② Cl^-　PTH作用　Ca^{2+}　HCO_3^-

144L／日

Na^+　H^+　NH_4^+
アンモニア産生

K^+

K^+
Na^+ ①
Cl^-
NH_4^+

Mg^{2+}　H^+　K^+

Na^+ ← アルドステロン作用③

Cl^-

水

HCO_3^-
H^+

水 ← ADH作用④

NH_4^+
尿素

Na^+
Cl^-

ANP作用→ Na^+

尿素

- ⬆ 能動的
- ⬆ 受動的
- ‖ 水透過性あり
- ‖ 水透過性なし

①〜④：次頁「利尿薬の種類と細尿管での作用部位」参照。

対向流増幅系
（髄質の高浸透圧化）

髄質
最大1,200mOsm／kg

1.5L／日
（0.5〜30L／日）

> 🐶 **注目！ 対向流増幅系**
>
> 下行するほど水が再吸収されループ内はNaClと尿素により高浸透圧になります。上行するほどループ内は希釈され、周囲の髄質の浸透圧維持に一役を担っています。髄質深くなるほど高浸透圧を形成するシステムを対向流増幅系といいます。

尿ネフロン各部位での再吸収・分泌（前頁図参照）	
近位尿細管	・尿細管側底膜に能動的Na^+ポンプがあり、できた浸透圧勾配や電位勾配により、糸球体濾液の水分60%と、その中に含まれるブドウ糖、アミノ酸、HCO_3^-など体外に喪失しては困る物質の大部分が各輸送体などを通り再吸収されます。 ・リン酸の吸収は、ここに作用する副甲状腺ホルモン（PTH）によって抑制されます（再吸収されるもの：リン酸、HCO_3^-は90%、Na^+、Cl^-、Ca^{2+}の60〜70%）。
ヘンレのループ（ヘンレ係蹄）	・細い下行脚は、水の透過性はあるものの電解質などを通しにくい性質があります。 ・細い上行脚では水の透過性が低く、Na^+とCl^-が再吸収され、太い上行脚では能動的に再吸収されます。NH_4^+は下行脚で分泌され、上行脚、集合管で再吸収されます。 ・再吸収されるもの：Na^+、Cl^-、K^+は約25%、Mg^{2+}は約60%、水は15% ・腎皮質は等張300mOsm／kgで、腎髄質の先端は4倍高張（1,200mOsm／kg）です。
遠位尿細管	・遠位尿細管で再吸収されるもの：Na^+（能動的に再吸収）、Cl^-、HCO_3^-、Ca^{2+}（PTHの調節を受けて再吸収）、分泌するもの：K^+、H^+
集合管	・最終的に尿の水分量、電解質の量を調節する部位です。 **注目！ 尿は1日0.5〜30Lに調整** 集合管に到達する水分は1日30L程度で、50mOsm／kgと低張です。抗利尿ホルモン（ADH）の作用により、最終の尿は0.5〜30L（1,200〜50mOsm／kg）と大きな幅で調節できます。 ・再吸収されるもの：水とともにNa^+、分泌するもの：K^+、H^+、HCO_3^-

③ 利尿薬の種類と尿細管での作用部位

● 利尿薬としては、強力な利尿作用があるループ利尿薬（Lと略す）、降圧作用があるサイアザイド系利尿薬（Tと略す）、K保持性利尿薬スピロノラクトン（Mと略す）の3種が代表的で、そのほか、水利尿を示すバプタン系薬剤（Vと略す）があります。

● L・T：血中で蛋白と結合し、近位尿細管で尿細管管腔へ分泌され管腔側から作用します。Lはヘンレ係蹄の太い上行脚（①）で、Na^+の能動的な再吸収を抑制、Tは遠位尿細管（②）でNa^+の再吸収を抑制することにより、利尿作用を示します。その際、集合管に到達するNa^+が増えるため集合管でのK^+の分泌が促進され、低カリウム血症の副作用を呈することがあります。

● M：Mは血管側から作用します。集合管（③）でアルドステロンの作用を阻害することによりNa^+の再吸収を抑え、利尿作用を示しますが、K^+の管腔への分泌も抑制するため、K^+は体内に保持されます。

● V：集合管（④）でのADHの作用に拮抗して水の再吸収を阻止し、水利尿を示します。

注目！ SGLT2阻害薬
SGLT2阻害薬は、近位尿細管のNa／糖共輸送体（SGLT2）を阻害し、尿に糖を排泄させることにより血糖下降させる糖尿病薬でしたが、Na利尿作用も伴い、心不全の改善や慢性腎臓病の進行抑制が示され、臨床適用されています。

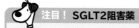
これも覚えておこう！

酸塩基平衡の調節
生命活動のほとんどは細胞内の酵素反応によって行われています。これら酵素反応には至適なpHが必要であり、腎臓や肺には血漿のpHを調節する役割があります。体内で行われる代謝により、常に多量の酸（H^+）が産生されますが、腎臓では糸球体で濾過された多量の重炭酸イオン（HCO_3^-）が再吸収されて、腎内で新たに産生された重炭酸イオンとともに体内をアルカリに傾け、体内の酸とアルカリのバランスを調整してます。

4 内分泌器官としての腎臓（ホルモン産生・分泌と作用）

● 腎臓はホルモンを産生・分泌し、同時にホルモンが作用する標的臓器でもあります。

❶ レニン・アンギオテンシン・アルドステロン系（RAA系）

ホルモン	分泌部位・分泌刺激	作用部位と作用
レニン	● **分泌部位**：傍糸球体装置の顆粒細胞から産生されるレニンは、腎動脈圧低下、緻密斑が感知する遠位尿細管に到達するCl⁻濃度の減少および交感神経刺激に反応して分泌 ● **分泌刺激**：腎動脈圧低下	● 血中アンギオテンシノーゲンをアンギオテンシンⅠ（A-Ⅰ）に変換し、アンギオテンシン変換酵素（ACE）でアンギオテンシンⅡ（A-Ⅱ）に変換します。 ● A-Ⅱはそれ自体強力な血管収縮物質であるとともに、副腎皮質に作用して副腎皮質ホルモンの一つであるアルドステロンの産生・分泌を促進します。
アルドステロン	● **分泌部位**：副腎皮質 ● **分泌刺激**：レニン	● 集合管に作用し、Naの再吸収を亢進させ、細胞外液量を増加させ、血圧を上昇させる方向に働きます。 **注目！ RAA系** この昇圧系経路をRAA系といいます。

❷ エリスロポエチン（EPO）

ホルモン	分泌部位・分泌刺激	作用部位と作用
エリスロポエチン（EPO）	● **分泌部位**：腎臓の尿細管間質の腎エリスロポエチン産生（REP）細胞から産生 ● **分泌刺激**：低酸素誘導因子（HIF）	● 腎臓で産生される造血刺激ホルモンです。 ● 骨髄での赤血球増殖や成熟を刺激します。 ● 低酸素下ではプロリン水酸化酵素（PHD）が阻害されHIFが働き、そうでないときはPHDが働きHIFが分解されEPO産生が低下します。

❸ その他の腎臓に作用するホルモン

ホルモン	分泌部位・分泌刺激	作用部位と作用
副甲状腺ホルモン（PTH）	● **分泌部位**：副甲状腺 ● **分泌刺激**：血中Ca低下	● 腎臓でのCa量調節には、活性型ビタミンDとPTHが関与しています。ビタミンDは腎臓で活性化されて活性型ビタミンDとなります。血中Ca濃度が低下するとPTHの分泌が促進されます。 ● 遠位尿細管：Ca^{2+}再吸収↑ ● 近位尿細管上皮：ビタミンDの活性化を促進 ● 近位尿細管：リンの再吸収抑制（血中リン濃度↓）
抗利尿ホルモン（ADH）	● **分泌部位**：下垂体後葉 ● **分泌刺激**：水分欠乏	● 集合管：水再吸収↑（尿量↓）
ヒト心房性ナトリウム利尿ペプチド（hANP）、脳性ナトリウム利尿ペプチド（BNP）	● **分泌部位**：心筋、脳 ● **分泌刺激**：心不全など	● 集合管：水再吸収↓（尿量↑）
線維芽細胞増殖因子23（FGF23）	● **分泌部位**：骨 ● **分泌刺激**：腎機能低下	● 骨から分泌されるホルモン類似の液性因子で、近位尿細管でリンの再吸収↓、尿へのリン排泄の促進、ビタミンDの活性化抑制などで血中リンを下げます。

❷ 慢性腎不全（慢性腎臓病と末期腎不全の症状）

慢性腎不全とは、月から年の単位で徐々に腎臓の機能が低下し、非可逆的に進行して尿毒症に至るものです。慢性腎臓病は、早期に発見し、適切な治療を行うことにより末期腎不全への進行を抑えることが可能です。

🐾 慢性腎不全の病態

▪ 慢性腎不全とは

● 透析患者の原疾患からみると、慢性腎不全の原因は糖尿病性腎症、慢性糸球体腎炎、腎硬化症、多発性嚢胞腎などがあります。

根拠 新規透析導入患者の原疾患の傾向
2021年の統計では、糖尿病性腎症（40.2%）、腎硬化症（18.2%）、慢性糸球体腎炎（14.2%）となっています[1]。第2位の腎硬化症の増加は透析導入患者の高齢化が関係しています。

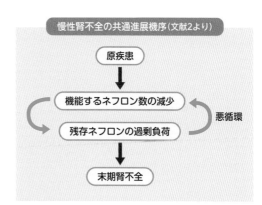

慢性腎不全の共通進展機序（文献2より）

原疾患 → 機能するネフロン数の減少 → 残存ネフロンの過剰負荷 → 末期腎不全（悪循環）

注目！ ネフロン数と腎機能の関係

発症初期の腎障害の機序は原疾患によって異なりますが、ある程度進行すると機能するネフロン数の減少で残存ネフロンに過剰な負荷がかかり、それによって、さらに機能するネフロン数が減少するという悪循環が生じ、末期腎不全へと至ります。

▪ 慢性腎不全の症候（文献2より）

高窒素血症	● 代謝老廃物の排泄が低下し、高窒素血症を呈します。 ● 体内に蓄積した代謝老廃物には、生体に毒性を示す物質が多数あり、尿毒素と呼ばれます。 ● 尿毒素の血中濃度は容易に測定できないため、窒素含有老廃物のうち尿素（尿素窒素）、クレアチニン（Cr）が測定され、これらの血中濃度が高値になります。 ● 尿毒素のため頭痛、吐気、嘔吐、意識障害、出血傾向、搔痒などが出現します。
体液貯留	● 尿量の減少により、下肢に浮腫をみとめ、進行すると胸水・腹水が貯留し全身浮腫に至ります。
高血圧	● 腎血流が低下すると、腎臓よりレニンが分泌され、RAA系が亢進し血圧が上昇します。さらに体液貯留も加わり、高血圧を呈します。
電解質異常	● 腎臓からの排泄低下で、高カリウム血症、高リン血症を呈します。 ● 活性型ビタミンDの減少がみられ、腸管からのCa吸収が低下し、低カルシウム血症を呈するようになります。 ● 高カリウム血症では筋の脱力、呼吸筋麻痺、心伝導障害で不整脈や心室細動となり突然死することもあります。
アシドーシス	● 代謝によって作られた酸が、腎臓で処理されずに体内に蓄積してしまい、体が酸性に傾きます。
二次性副甲状腺機能亢進症	● 高リン血症、低カルシウム血症、活性型ビタミンD不足により副甲状腺が継続的に刺激されます。 ● 副甲状腺ホルモン（PTH）が持続的に分泌されることによって、骨の吸収と脱灰が進み線維性骨炎を呈します。 ● 副甲状腺自体も腫大します。
腎性貧血	● 腎臓の間質にある線維芽細胞が悪性転化し、造血ホルモンであるエリスロポエチン（EPO）を分泌しなくなることが主因です。 ● 尿毒症物質などのため赤血球寿命が短縮したり、骨髄のEPO感受性が低下することも関与します。

🐾 慢性腎臓病（CKD）と末期腎不全と透析導入の基準

慢性腎臓病（CKD）

- 2002年に米国腎臓財団が**慢性腎臓病（CKD：chronic kidney disease）**という概念を提唱し、わが国でも腎臓病診療のガイドラインに取り入れられています[3]。
- CKDの診断基準：「①尿異常、画像診断などで腎障害が明らか、②糸球体濾過量（GFR）60mL／分／1.73m^{2}未満」のいずれか、または両方が3カ月以上持続することで診断されます。
- CKDの重症度：原因（C）、腎機能（G）、蛋白尿（アルブミン尿：A）によるCGA分類で評価します。原因（C）とGFR区分（G1〜G5）、蛋白尿区分（A1〜A3）を組み合わせたステージが重症度を示しています（**下表参照**）[4]。重症度ごとに専門医への紹介を含めた適切な診療や生活指導の指針が定められています。

CKDの重症度分類（文献4より転載）

原疾患	蛋白尿区分		A 1	A 2	A 3
糖尿病	尿アルブミン定量（mg／日）尿アルブミン／Cr比（mg／gCr）		正常	微量アルブミン尿	顕性アルブミン尿
			30未満	30〜299	300以上
高血圧、腎炎、多発性囊胞腎、移植腎、不明、そのほか	尿蛋白定量（g／日）尿蛋白／Cr比（g／gCr）		正常	軽度蛋白尿	高度蛋白尿
			0.15未満	0.15〜0.49	0.50以上
GFR区分（mL/分/1.73m^2）	G1	正常または高値 ≧90			
	G2	正常または軽度低下 60〜89			
	G3a	軽度〜中等度低下 45〜59			
	G3b	中等度〜高度低下 30〜44			
	G4	高度低下 15〜29			
	G5	末期腎不全（ESKD） <15			

※重症度は原疾患・GFR区分・蛋白尿区分を合わせたステージにより評価する。CKDの重症度は死亡、末期腎不全、心血管死亡発症のリスクを緑 ■ のステージを基準に、黄 　 、オレンジ ■ 、赤 ■ の順にステージが上昇するほどリスクは上昇する。

（KDIGO CKD guideline 2012を日本人用に改変）

末期腎不全

- 末期腎不全は腎機能障害の最後の段階で、GFR区分のG5（GFRが15mL／分／1.73m^{2}未満）に相当します。

> 🐕 **注目！ 末期腎不全で出現する症状**
>
> 腎性貧血や高血圧は高度になり、体液貯留が進行し全身浮腫、肺水腫、心不全を呈します。そのほか心膜炎、悪心・嘔吐など消化器症状、意識障害やけいれんなど神経症状、網膜障害などの尿毒症症状が著明になります。

- 保存的治療で上述した症状のコントロールが困難となった場合、透析などの腎代替療法の適応となります。

透析導入の基準

- **透析導入の決定**：GFR 15mL／分／1.73m^{2}未満の患者が保存的治療に抵抗性の臨床症状を呈する場合で、それらが透析療法以外に回避できないときに決定します。
- **血液透析の場合**：透析後の生命予後の観点からは、腎不全症候がなくても、GFR 2mL／分／1.73m^{2}までには透析導入することが望ましいとされています[5]。
- **腹膜透析の場合**：残腎機能がその治療継続に重要であるため、腎不全症候がなくてもGFR 6mL／分／1.73m^{2}未満の場合には透析導入を考慮するとされています[6]。

❸ 末期腎不全の治療（腎代替療法の種類）

末期腎不全の治療として行われる腎代替療法は、大きく透析療法と腎移植に分けられます。

🐾 腎代替療法の種類 （「透析導入の基準」は前頁参照）

- 透析療法：血液透析と腹膜透析に分けられます。腎機能を部分的に補完する治療であるため、食事や生活上の制限などが必要です。
- 腎移植：免疫抑制薬の服用など自己管理が必要ですが、腎機能を回復できる根治的治療です。

 注目！ **腎移植は圧倒的に少ない**

2020年の新規透析導入数40,744人に比べて、腎移植は1,711件（生体腎1,570件、献腎141件）と少なく、献腎移植希望登録は2022年末で14,080人です[7]。

🔲 腎代替療法の比較

		腎移植	腹膜透析	血液透析
生命予後		優れている	移植に比べ悪い	
腎機能		かなり正常に近いレベル（60%～70%程度）	悪いまま（貧血・骨代謝異常・アミロイド沈着・動脈硬化・低栄養などの問題は十分な解決ができない）	
心筋梗塞・心不全・脳梗塞の合併		透析より少ない	移植より多い	
生活の質（QOL）		優れている	移植に比べ悪い	
治療自体による負担	社会復帰率	非常に高い	高い	低い
	治療に必要な薬剤	免疫抑制薬とその副作用に対する薬剤	慢性腎不全の諸問題（貧血・骨代謝異常・高血圧など）に対する薬剤	必要な薬剤
	治療自体による生活の制約	ほとんどない	やや多い（透析液交換・装置のセットアップの手間）	多い（週に3回、1回4時間程度の通院治療）
	治療自体による症状	なし	お腹が張る	穿刺による痛み、除水による血圧低下
	必要な手術	腎移植手術（大規模手術・全身麻酔）	腹膜カテーテル挿入（中規模手術）	バスキュラーアクセス（小手術・局所麻酔）
	通院回数	移植1年以降は2カ月に1回程度	月に1回程度	週3回
一般生活上の制限	食事・飲水の制限	少ない	やや多い（水・塩分・リン）	多い（蛋白・水・塩分・カリウム・リン）
	旅行・出張	自由	制限あり（透析液・装置の準備運搬・配送が必要）	制限あり（通院透析施設の確保、予約が必要）
	スポーツ	移植部の保護以外自由	腹圧がかからないように	自由
	妊娠・出産	可能	ほぼ不可能	ほぼ不可能
	入浴	問題ない	カテーテルの保護が必要	透析後はシャワーが望ましい
	その他の利点	透析による束縛からの解放感	血液透析に比べ自由度が高い	医学的ケアが常に提供される最も日本で確立した治療方法
	その他の欠点	免疫抑制薬の生涯服用（副作用の可能性）拒絶反応などによる移植腎機能障害の可能性（透析再導入の可能性）移植腎喪失への不安	カテーテル腹膜炎の可能性蛋白の透析液への喪失（低栄養）腹膜（透析）の寿命（10年以下）	バスキュラーアクセスの問題（閉塞・感染・出血・穿刺痛、バスキュラーアクセス作製困難）

（柴垣有吾. "末期腎不全治療のオプション提示". 腎移植の進歩：わが国の現状と今後の展望. 日本腎臓学会渉外企画委員会／腎移植委員会編. 東京, 東京医学社, 2006, 58. より転載）

4 透析療法の原理

血液浄化法の原理や治療方法の特徴を説明します。

🐾 透析の原理（文献1より引用改変）

1 拡　散

- 半透膜を介して、小さな物質（小分子物質である電解質、尿素窒素、クレアチニンなどの溶質）が濃度の高いほうから低いほうへ移動する現象を拡散といいます。
- 血液透析では、除去したい物質が血液側から透析液側に拡散します。
- 透析液は、多く除去したい物質に対しては、血中よりも低い濃度になるように調整されています。

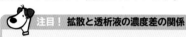

注目! 拡散と透析液の濃度差の関係

濃度差があるほど、拡散の力は強くなります。

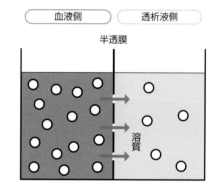

2 限外濾過

- 半透膜を介して、一方に静水圧を加えると、水（溶媒）と半透膜の孔より小さい物質が移動することを限外濾過といいます。
- 血液透析では、透析液側に陰圧をかけ、血液側から水などが透析液側に限外濾過します。

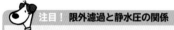

注目! 限外濾過と静水圧の関係

静水圧を強くすればするほど、限外濾過の力は強くなります。

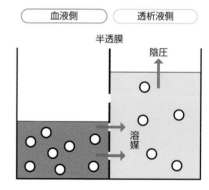

3 腹膜透析（p.21、「腹膜透析の特徴」参照）

- 腹膜透析では、半透膜である腹膜を介して、拡散と限外濾過により、血液から高濃度のブドウ糖を含む浸透圧の高い透析液へ小さい物質が移動します。

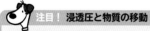

注目! 浸透圧と物質の移動

浸透圧の低いほうから高いほうへ除去したい小さい物質（老廃物など）が移動します。

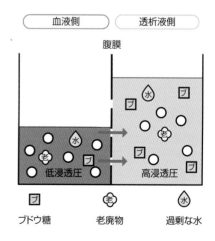

血液浄化法の種類

1 血液透析（HD）

- 血液透析（HD：hemodialysis）は、拡散の原理を使用した治療方法です。
- 実際の血液透析治療では、体内の水分量を調節するために除水を行うので、拡散と限外濾過の両方の原理が使われています。

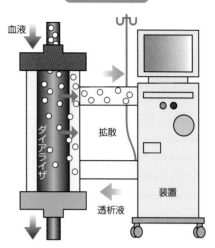

血液透析の原理

血液　ダイアライザ　拡散　装置　透析液

 注目！ 拡散と分子の大きさの関係

拡散は小分子量（リン、カリウムなど）の物質を取り除くことに優れています。しかし、中分子量以上の物質に対しては、拡散機能が低下してしまい、効率が落ちます。

新人のよくあるギモン

どうして血液と透析液は流れる向きが違うの？
中空糸型のダイアライザでは、血液を中空糸の内側に、透析液を中空糸の外側に反対向き（向流）で流すほうが、血液側から物質を取り除く効率が良くなるため、血液と透析液は流れる向きが異なります。

2 血液濾過透析（HDF）

- 血液濾過透析（HDF：hemodiafiltraion）は、血液透析の拡散と補充液を用いた限外濾過の原理を合わせた治療法になります。

注目！ 限界濾過と分子の大きさの関係

拡散に比べて、中分子量の物質と低分子量蛋白質の除去が優れているため、血液透析では改善しにくい透析低血圧、透析アミロイド症、皮膚掻痒、レストレスレッグス症候群（RLS）、皮膚色素沈着などの改善が見込まれます。

- **血液濾過透析の分類の仕方**：使用する補充液の種類とヘモダイアフィルタ（血液濾過器）に対して、補充液の注入方法で分類されます。
- **希釈方法**：補充液を注入する場所（動脈側エアートラップチャンバー、静脈側エアートラップチャンバー）で、前希釈法と後希釈法があります。

これも覚えておこう！

オンラインHDFと前希釈
- 補充液として透析液の使用が認可される以前は、血液濾過透析はオフラインHDFのみでした。透析液の使用が認可されてからは、オンラインHDFによる治療が多くの透析施設で行われています。
- オフラインHDFではオンラインHDFに比べ、大量の補充液を使用することが困難であり、後希釈法が多く用いられていました。現在では、オンラインHDFが認可されたため、大量の補充液が使用できるようになり、前希釈が普及しました。

❶ 前希釈

- 後希釈に比べ大量の補液が可能です。補液量を多くするとヘモダイアフィルタ（血液濾過器）内へ流れる血液が希釈され拡散の効果が低下します。

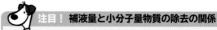

注目！ 補液量と小分子量物質の除去の関係

濾過液中にも小分子物質は含まれるため、補液量の増減により小分子量物質の除去も増減します。

❷ 後希釈

- 前希釈と比べて補液量が少なくても小分子物質の除去特性が高いです。
- ヘモダイアフィルタ内で濃縮が生じるため、補液量は制限されます（血液の25%程度）。
- 前希釈に比べて少ない補液量でも同等の中分子・大分子除去効果が得られます。

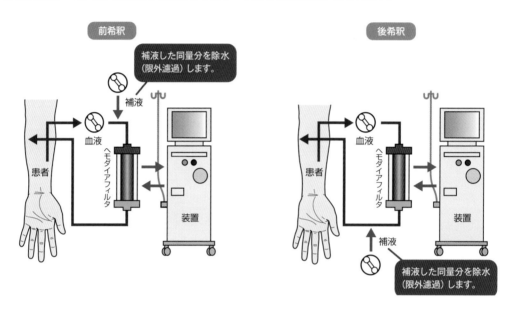

前希釈

補液した同量分を除水（限外濾過）します。

補液

血液

患者

ヘモダイアフィルタ

装置

後希釈

血液

患者

ヘモダイアフィルタ

装置

補液

補液した同量分を除水（限外濾過）します。

❸ 体外限外濾過（ECUM）

- 体外限外濾過（ECUM：extra corporeal ultrafiltration method）とは、ダイアライザに透析液を流さずに除水ポンプのみ動作させて、限外濾過を行う治療法です。
- 透析液を流していないので血中の浸透圧の低下を抑え、血圧低下を抑えることができます。

注目！ ECUMの目的

限外濾過力が低いECUMでは、透析ではなく水分除去が主目的です。

❹ 持続的血液濾過透析（CHDF）

- 持続的血液濾過透析（CHDF：continuous hemodiafiltraion）は、通常の血液濾過透析と比べて治療条件を下げて、長時間（24時間連日など）血液浄化を行います。
- 24時間連日のため、体への負担が少ない状態で治療を行うことができます。
- 血液濾過透析と同様に、小分子から中分子量の物質と低分子量蛋白質の除去ができます。

注目！ CHDFを用いる症例

脱血量が多く取れない症例や、早期治療が必要な急性腎不全、劇症肝炎、薬物中毒などの症例で行われることが多いです。

注目！ 抗凝固薬とヘモダイアフィルタの詰まり

抗凝固薬として、ナファモスタットや低分子ヘパリン（出血傾向を抑えた抗凝固薬）を使うことが多く、ヘモダイアフィルタ（血液濾過器）の詰まりなどが起こりやすいため、膜間圧力差（TMP）などで、膜の状態を管理することが必要です。

🐾 腹膜透析の特徴

- 腹膜透析はカテーテルを使い、バッグに入った透析液を腹腔内に注入、排出を行い、腹膜（半透膜）を介して拡散・限外濾過を行う治療法です。
- **透析液の成分**：血液透析の透析液よりも浸透圧が高く、多くのブドウ糖が入っています。この浸透圧差により、血中から透析液側へ溶質の移動を行っています。
- **透析液の交換時間**：長時間貯留すると血液と透析液の溶質濃度差がなくなるため、4～6時間程度で透析液を交換します[2]。

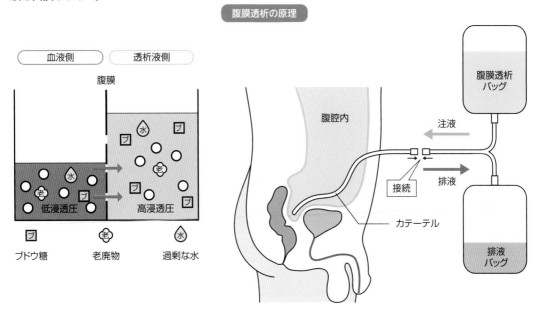

腹膜透析の原理

血液側　透析液側

腹膜

腹腔内

注液

腹膜透析バッグ

接続

排液

カテーテル

排液バッグ

低浸透圧　高浸透圧

ブ ブドウ糖　老 老廃物　水 過剰な水

注目！ 腹膜透析の利点

- 通常の血液透析に比べ、毎日治療を行うことで体への負担を少なくすることができます。
- 腹膜透析は、家庭で治療を行うことができるため、自由にできる時間が多いです。そのため、血液透析に比べて社会復帰も容易です。

注意！ **重篤な合併症（被嚢性腹膜硬化症）**

　腹膜透析を長期間行うと、腹膜が傷み【被嚢性腹膜硬化症】を発症し、腹膜透析を継続することが困難になります。

これも覚えておこう！

患者自身や家族が透析を行う際に大切なこと

- 感染のリスクがあるため、患者本人や家族への消毒の仕方・器具の管理方法指導も大切です。特に、バッグの交換や透析液を腹腔内へ貯留するため、トンネル感染のリスクが高く、接続部の消毒が大切になります。

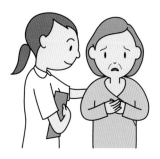

2章

血液透析に必要な機器と透析条件の設定

① 血液透析に必要な機器（各装置）と透析液

水処理装置などの血液透析に必要な機器と透析液の成分について解説します。

💧 水処理装置（RO装置）

1 透析用水（以下、RO水）の条件

● 以下の❶～❹の条件を満たすよう、水処理装置で精製を行います。
  ❶ 生体に対して有害な有機物（細菌・発熱物質）や金属類を含まないこと。
  ❷ Na・K・Mg・Clなど、希釈調整後の透析液濃度に影響を与えるものを含まないこと。
  ❸ 塩素を含まないこと。
  ❹ その他、混濁粒子など装置の故障や誤作動の原因となるものを含まないこと。

2 大量の水を使用する血液透析

水処理装置

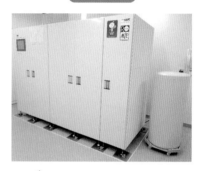

● 1透析当たり120～150Lという大量の水が使用されます。

> **注目！　原水から作製されるRO水の量**
>
> 水処理装置で原水から作製されるRO水の量は原水の約60～75%で、残りの40～35%は排水するか再利用します。

● RO水の原水には、水道水や地下水が利用されており、多くの施設では水道水を使用しています。

> **注目！　水道水による透析用水**
>
> 水道水の中にはミネラル成分・塩素・有機物などが含まれるため、水処理装置によりRO水の管理基準を満たすように精製します。

根拠　4つの工程で透析用水を作製する理由

塩素を除く精製はRO装置のみでも十分ですが、RO膜が高価であることと安定した水量を得るために3種類の前処理を行います。

● 水処理装置での処理は、大きく4つの工程を行います。

水処理装置の構成と構造（文献1より引用改変）

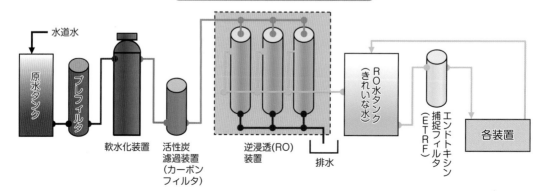

3 水処理装置の4つの工程

❶ 第1処理（プレフィルタ）

- 原水中（一般的には水道水）に含まれる混濁を除去します。
- 一般的にはカートリッジタイプで、円筒形の長さ20〜30インチ、細孔5〜10μm のフィルタが使用されます。

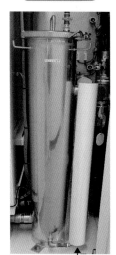

フィルタ←

❷ 第2処理：軟水化装置

- 原水中の硬度成分（Ca^{2+}・Mg^{2+}）をNaイオンに交換します。
- 軟水器ボンベの中には、イオン交換樹脂が充填されています。
- 交換された硬度成分の分だけNaイオンの高い水となります。

注目！ 硬度イオンの再生工程

交換された硬度イオンは、定期的に飽和塩水で再度Naイオンに置換する再生工程が必要となります。

❸ 第3処理：活性炭濾過装置（カーボンフィルタ）

- 一般的な浄水器にも使用されている活性炭を使用し、遊離塩素・クロラミン・有機物を吸着除去します。
- フィルタの形状およびサイズはプレフィルタと同様のものが多く、細孔は3〜5μm程度のフィルタ機能を有しており、前段のプレフィルタで濾過できない微粒子も濾過して除去します。

注意！ 総残留塩素濃度の確認
カーボンフィルタの出口において、総残留塩素（遊離塩素と結合塩素の合計）濃度が0.1mg／L未満であることを透析施行日には確認する必要があります。

カーボンフィルタ

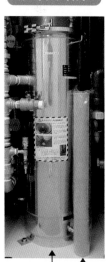

活性炭濾過装置→
カーボンフィルタ

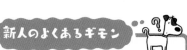
新人のよくあるギモン

残留塩素測定はなぜ総塩素濃度で測定するの？
原水中にアンモニア成分が含まれていると、遊離塩素と結合して結合塩素（クロラミン）が生成されますが、遊離塩素濃度のみでは結合塩素濃度が測定できないことから総塩素濃度で測定します。透析液にクロラミンが混入すると溶血の原因となります。

❹ 第4処理：逆浸透（RO）装置

- RO装置ではRO膜を用いて濃度溶液から低濃度溶液へ圧力をかけて水を透過（逆浸透）させ、軟水処理で高くなったNaイオンの95%を除去します。
- その他、有機物・菌体毒素（エンドトキシン）などの除去能を有します。
- 水質を安定させるため、RO水が滞留しないように24時間循環運転や定期ブロー（排水）するシステムが組まれます。
- さらにRO水タンクへ紫外線殺菌灯と送水ラインへETRF（エンドトキシン捕捉フィルタ）を設け、徹底した汚染防止を行います。

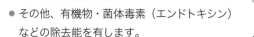

注目！ 水質が上がるほど有機物混入時の汚染が進みやすい

精製度（水質）が上がるにつれて、配管系などからリークする有機物が混入すると、短時間に汚染が進みます。

注意！ 塩素が除去された水は細菌などに汚染されやすい
RO水は消毒用の塩素が除去されているため、菌による汚染対策が重要になります。

🐾 透析用粉末製剤溶解装置と透析液供給装置

1 透析用粉末製剤溶解装置

- 透析原液にはA液とB液の2剤があり、これらが希釈・混合されて透析液となります。
- 透析液の元となる製剤（透析原液）には、濃縮液タイプと粉末タイプがあります。

 注目！ 透析原液は粉末タイプが主流

重量や廃棄物が少なく省スペース化が図れる粉末タイプの製剤が主に使用されており、所定の用法・用量に沿って、専用の溶解装置を用いてRO水で溶解され透析原液となります。

- 濃縮原液または溶解装置で溶解された透析原液は、各透析装置に供給されます。

 注目！ 溶解装置は2つに分かれている

透析原液と同様に、透析用粉末製剤を溶かす溶解装置も2つに分かれていて、A剤溶解装置は炭酸水素ナトリウム以外の粉末を溶解し、B剤溶解装置は重炭酸ナトリウム粉末を溶解します。

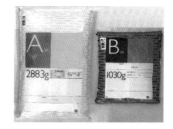
粉末タイプ製剤

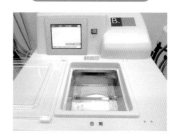
上から見たB剤溶解装置

新人のよくあるギモン

なぜA液とB液に分けておく必要があるの？
カルシウム（Ca）やマグネシウム（Mg）と炭酸水素ナトリウムが混ぜられて時間が経つと、お互いが反応して炭酸Ca、炭酸Mgができます。これらが固まって透析液のタンクに溜まってしまい、透析液の濃度が変わってしまいます。また、固まった炭酸Ca、炭酸Mgは透析装置の誤作動の原因となります。そのため別々に溶解して使用する直前に混合します。

2 透析液供給装置

- **透析装置**：多人数用透析装置と単身用透析装置があります。多人数用は透析液供給装置と患者監視装置で構成されています。
- **透析液供給装置**：透析原液（A液・B液）をRO水で希釈調整して透析液を作製し、患者監視装置に供給して治療を行います。

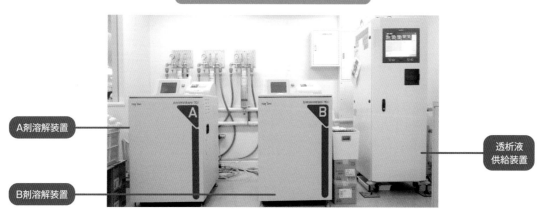
透析用粉末製剤溶解装置と透析液供給装置

A剤溶解装置
B剤溶解装置
透析液供給装置

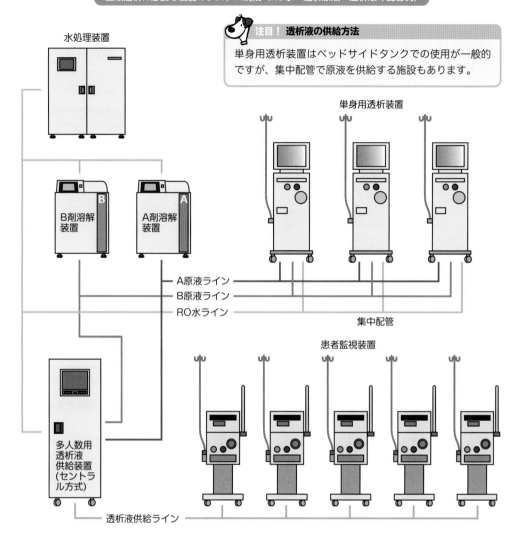

血液透析に必要な機器のシステム構成（RO水・透析原液・透析液の配管例）

水処理装置

単身用透析装置

注目！ 透析液の供給方法

単身用透析装置はベッドサイドタンクでの使用が一般的ですが、集中配管で原液を供給する施設もあります。

B剤溶解装置

A剤溶解装置

A原液ライン
B原液ライン
RO水ライン

集中配管

患者監視装置

多人数用透析液供給装置（セントラル方式）

透析液供給ライン

3 透析用監視装置

- 透析用監視装置は、ダイアライザに透析液を供給したり、血液中から除去する老廃物や水分の量を調整したりしています。

❶ 単身用透析装置

- 単身用透析装置は透析液希釈・供給部と患者監視部（体外循環ポンプ・監視モニタなど）の治療に必要なすべての機能を有しています。
- 単独運転が可能となるため、透析液供給装置の故障や不具合による治療への影響はありません。
- 治療ごとに透析原液を変更することで、患者の病態に合わせた処方透析を行うことも可能です。

注目！ 小型のRO装置と単身用装置の活用

小型のRO装置と単身用装置を組み合わせて活用することで、病棟・ICUなどへの出張透析や在宅透析での使用が可能となります。

単身用透析装置

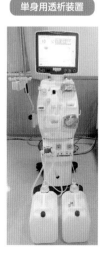

❷ 多人数用透析液供給装置

- 1台の透析液供給装置に数十台の患者監視装置がつながっており、全てが同じ工程（洗浄・消毒・液置換・透析）で動作します。
- 患者監視装置は供給装置から送られてくる透析液を受け治療を行います。

注目！ 自動化した患者監視装置

透析治療の業務負担を軽減するため、プライミング・透析開始・返血回収を補助する機能を備えた自動化装置もあります。

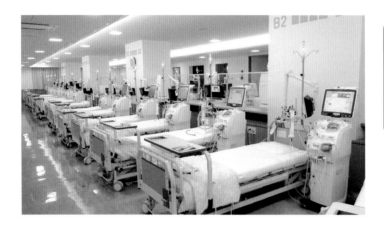

注意！ 多人数用は故障も全台に影響する

透析液供給装置の故障や不具合が発生すると、つながっている全台の患者監視装置で治療に影響を及ぼします。

❸ 監視装置の役割

- 患者監視装置はダイアライザへ透析液を送液し、血液を体外循環させて透析を行い、除水量の制御と体外循環のモニタを行います。
- 透析液のNa濃度・温度・漏血のモニタ、血液ポンプ、抗凝固薬注入ポンプ、静脈圧モニタ、気泡検出器、漏血検出器などから構成されています。

監視装置で設定する項目

透析条件	血流量、透析液流量、透析液温度、抗凝固薬注入量、除水量など
モニタ	静脈圧、透析液圧、透析液Na濃度、気泡、漏血など

注意！ 警報発生時の対応
警報発生時は装置モニタに表示されたメッセージを確認し、対処します。

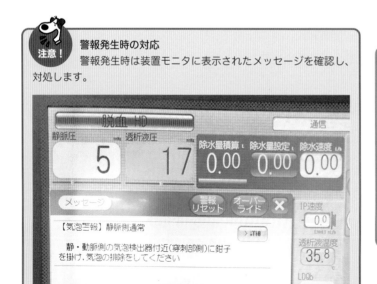

これも覚えておこう！

監視装置の自己診断機能

- 近年の装置では治療開始前に「自己診断」を行う機能があり、密閉回路のチェックや各部品の動作チェックを行うことができます。
- 自己診断において異常が発生した場合には、点検・修理により原因を取り除くまでは治療には使用できません。

✿ 透析液の成分

- 透析液は重炭酸ナトリウム溶液のB剤と、ナトリウムを基とする電解質溶液のA剤をRO水で希釈混合して作製されます。
- 希釈比率はRO水・B剤・A剤それぞれ32.74：1.26：1の混合比で調整されます。

透析液の希釈比率（文献1より）

B剤 1.26		A剤 1.00
RO水 32.74		透析液

RO＋B剤＝B希釈液 34.00　　B希釈液＋A剤＝透析液 35.00

透析液の電解質組成

電解質	血性電解質	役　割	含有元
重炭酸（HCO_3^-）	25～35mEq／L	● アシドーシス改善のためのアルカリ化剤として調整します。	B剤
ナトリウム（Na^+）	138～140mEq／L	● Naは拡散より濾過での除去が中心となります。治療中の血圧安定を考慮して調整します。	A剤 B剤
カリウム（K^+）	2.0～2.5mEq／L	● 高K血症を抑えるように調整します。	A剤
カルシウム（Ca^{2+}）	2.5～3.0mEq／L	● Ca製剤服用による高Ca血症を抑えるように調整します。	
マグネシウム（Mg^+）	1.0mEq／L	● 透析患者のMgは高値なため、透析による除去で神経系や心機能に影響がないよう調整します。	
クロール（Cl^-）	110～115mEq／L	● 特に検討はされておらず、他の陽イオン塩化物との増減で調整します。	
ブドウ糖	100～150mg／dL	● 糖尿病でインスリンを投与している患者で透析中に低血糖症状を起こさないよう調整します。	

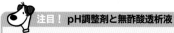 **注目！ pH調整剤と無酢酸透析液**

表の電解質のほかに、pH調整剤として酢酸が8～10mEq／L含まれています。酢酸をまったく含まないクエン酸をpH調整剤に用いた無酢酸透析液も販売されています。

これも覚えておこう！

バイカーボネート透析
透析液のアルカリ化剤として、重炭酸ナトリウム（バイカーボネート）を用いて行う透析のことをバイカーボネート透析とよびます。

② 血液透析に必要な機器（オンラインHDF、ダイアライザ、血液回路）

血液透析に用いられるオンラインHDF、ダイアライザ、血液回路について解説します。

🐾 オンラインHDF（血液濾過透析）

- オフラインHDFとは異なり、<u>透析液を置換液として装置の透析液ラインから分配して使用します。</u>
- <u>清浄化された透析液が直接血液に補液されます。</u>
- 中・大分子物質の除去特性に伴い、アルブミンなどの重要蛋白質も除去されてしまうことから、必要に応じて、置換液量の変更などの治療条件の見直しを行います。
- **合併症の予防・改善**：オンラインHDFによる透析は、透析低血圧、透析アミロイド症（RLS）、皮膚掻痒、皮膚色素沈着などの透析に伴う合併症の予防・改善などの利点があります。

注目！ 置換液

補液される透析液と同量が濾過されるため、透析液は置換液ともよばれます。

注意！ **清浄化された透析液**　置換液として大量に直接血液中へ補液されるため、適正に管理され、清浄化されていなければ治療が行えません。

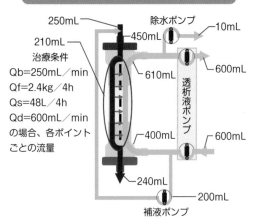

前希釈（Pre Dilution）のフロー図（文献1より）

治療条件
Qb=250mL／min
Qf=2.4kg／4h
Qs=48L／4h
Qd=600mL／min
の場合、各ポイントごとの流量

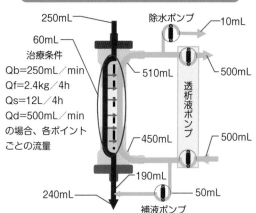

後希釈（Post Dilution）のフロー図（文献1より）

治療条件
Qb=250mL／min
Qf=2.4kg／4h
Qs=12L／4h
Qd=500mL／min
の場合、各ポイントごとの流量

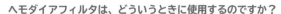

新人のよくあるギモン

ヘモダイアフィルタは、どういうときに使用するのですか？
- HDFは、血液回路内で補液を行い、その補液分を濾過により取り除くため、血液透析（HD）よりも移動する水分が多く、膜への負荷も大きくなります。そこで、ダイアライザの代わりに、透過性を高めたヘモダイアフィルタを使用します。
- 取り間違えに注意：ダイアライザを用いてHDFを行うと膜の目詰まりによってTMPが上昇し、安全な治療が継続できなくなります。構造はダイアライザもヘモダイアフィルタも共通していて、外観も似ているため治療時に間違えて取り付けていないか確認と注意が必要です。

前希釈と後希釈はどう違うのですか？
- 補液がヘモダイアフィルタの「前か後、どちらに入るか」によって、前希釈か後希釈に分かれます。
- **前希釈（pre）**：大量置換が可能ですが、置換液の量が増すごとに血液がより希釈され、さらに透析液量が減るため小分子量物質の除去効率が低下します。
- **後希釈（post）**：少ない置換液量で前希釈時と同等の中・大分子物質の除去ができます。ヘモダイアフィルタ内で血液濃縮や凝集が過度に生じるために置換液量は制限されますが、小分子物質の除去効率特性は高いです。

後希釈の問題点（後希釈の置換液量決定で注意すべき要素）

過剰なアルブミンの漏出	・血液濃縮などによりTMP（血液側と透析液側の圧力差）が上昇するとアルブミンの漏出量が増加します。
生体反応やTMPの上昇、循環血流量の減少や過剰な除水	・同じ置換液量でもヘモダイアフィルタ内で一時的に過剰な血液濃縮が生じて、生体反応やTMPの上昇が見られます。 ・循環血流量が少ない、除水量が多いなどが起こります。

濾過率（FF）による置換液量の算出

- オンラインHDF対応の装置によっては、濾過率（FF：filtration fraction）による置換液量（Qs）を設定・算出できるものがあります。
- ヘマトクリット（Ht）、総蛋白（TP）、FFを入力することで、自動的に後希釈の置換液量（Qs）が設定されます。

 注目！ 後希釈のほうが効果が高い

FFによる設定は前希釈でも可能ですが、後希釈のほうがより有用性を発揮します。また、FFによる置換液量（Qs）設定とTMP（血液側と透析液側の圧力差）によるQs制御を併用することで、比較的簡便で安全な後希釈オンラインHDF治療が可能になります。

 注目！ 血流量や除水速度の変更にも対応

FFの設定では、脱血不良などのトラブル時に血流量や除水速度の変更を行っても自動的に置換液量は補正されます。

FFによる置換液量の算出（文献1より）

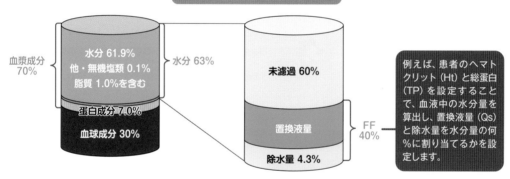

血漿成分 70%
水分 61.9%
他・無機塩類 0.1%
脂質 1.0%を含む
蛋白成分 7.0%
血球成分 30%

水分 63%

未濾過 60%
置換液量
除水量 4.3%
FF 40%

例えば、患者のヘマトクリット（Ht）と総蛋白（TP）を設定することで、血液中の水分量を算出し、置換液量（Qs）と除水量を水分量の何％に割り当てるかを設定します。

TMP（血液側と透析液側の圧力差）によるQs（置換液量）の制御

- 濾過量の多いHDFでは、ヘモダイアフィルタのファウリング（目詰まり）などによるTMP上昇をQs制御によってコントロールし、アルブミンの過剰漏出を抑えることができます。

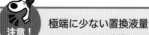 **注目！ TMPの求め方**

血液側と透析液側の圧力差（限外濾過圧）を示す数値で、「（除水量）／（透析時間）×限外濾過率（UFR）」で求められます。

注意！ 極端に少ない置換液量

TMPによるQs制御では、TMPにより置換液量が変化するため、極端に少ない置換液量で治療が経過する可能性もあります。

- HDFは濾過量が多く、治療経過とともにTMPが上昇します。ヘモダイアフィルタは、一定のTMP以上になるとアルブミンの漏出量が多くなる特性があります。
- FFによる置換液量設定では治療ごとに条件が変わるため（同じ患者でも一定ではない）、置換液量は変化します。実血流量ではなく、設定血流量を元にして置換液量が自動的に設定されます。

注目！ 補液量を減らしてTMPの上昇を抑える

補液量を減らすと、ヘモダイアフィルタでの濾過量も減り、濾過量が減ることで透析液側の圧力も下がるため、TMPの上昇を抑えることができます。

 注意！ 脱血不良

実血流量ではなく、設定血流量であるため、脱血不良などには注意が必要です。

ダイアライザ

- 種類は、中空糸（ホローファイバー）型と積層型があり、臨床の主流は中空糸型です。
- **中空糸型**：積層型と比較して、プライミングボリュームが少なく、膜材質が豊富で、膜面積も0.5〜2.5m²と選択肢が多いのが特徴です。導入期から長期維持透析まで対応できます。
- **積層型**：何十層にも重ねた平たい膜の間を血液と透析液が交互に流れる仕組みです。一種類しか販売されておらず、膜材質はAN69のみで膜面積も豊富ではありません。

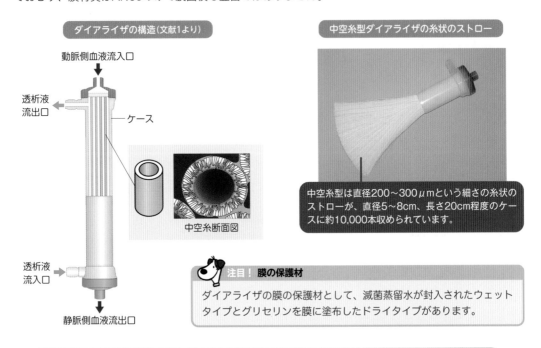

ダイアライザの構造（文献1より）

動脈側血液流入口

透析液流出口

ケース

中空糸断面図

透析液流入口

静脈側血液流出口

中空糸型ダイアライザの糸状のストロー

中空糸型は直径200〜300μmという細さの糸状のストローが、直径5〜8cm、長さ20cm程度のケースに約10,000本収められています。

注目！ 膜の保護材

ダイアライザの膜の保護材として、滅菌蒸留水が封入されたウェットタイプとグリセリンを膜に塗布したドライタイプがあります。

膜の細孔を溶質（電解質・尿素窒素・クレアチニンなどの小分子物質）や溶媒（水）が移動（文献1より引用改変）

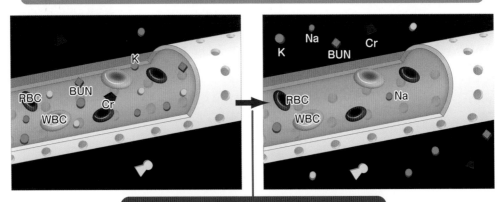

血液と透析液を隔てた膜の細孔を溶質や溶媒が移動しますが、RBCなどの大きいものは移動できません。

- その他電解質成分、BUN：尿素窒素、Cr：クレアチニン、K：カリウム、Na：ナトリウム、RBC：赤血球、WBC：白血球

ダイアライザに求められる性能

高い溶質除去性能	拡散による高い小分子除去能	高い抗血栓性	血栓が生じない。
高い透水性能	濾過による高い除水性能・大分子除去能	経時劣化が少ない	ファウリング（目詰まり）が起きにくく、治療最後まで安定して使用できる。
生体適合性	アレルギー反応が起こらない。		

透析膜素材の分類

分類（特徴）	種類
セルロース系膜 （小分子除去能が高い）	• CTA（セルロース・トリ・アセテート）
合成高分子系膜 （中・高分子除去能が 高い）	• PAN（ポリアクリル・ニトリル共重合体）　• PEPA（ポリエステル系ポリマーアロイ） • PMMA（ポリメチルメタクリレート）　• EVAL（エチレンビニルアルコール共重合体） • PS（ポリスルホン）　• AN69（アクリロニトリルメタリルスルホン酸 • PES（ポリエーテルスルホン）　　ナトリウム共重合体）

😺 標準的血液回路（文献1より引用改変）

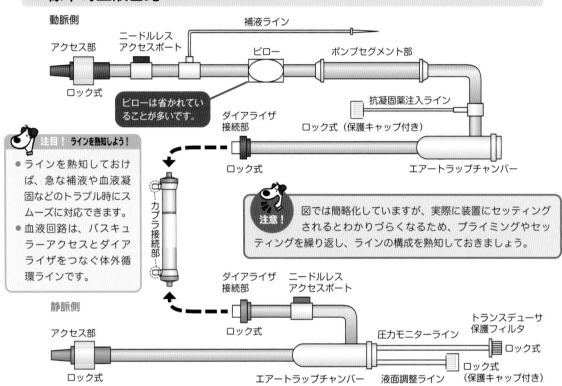

注目！ ラインを熟知しよう！
- ラインを熟知しておけば、急な補液や血液凝固などのトラブル時にスムーズに対応できます。
- 血液回路は、バスキュラーアクセスとダイアライザをつなぐ体外循環ラインです。

注意！ 図では簡略化していますが、実際に装置にセッティングされるとわかりづらくなるため、プライミングやセッティングを繰り返し、ラインの構成を熟知しておきましょう。

血液回路の名称と用途

アクセス部	• 血液回路とバスキュラーアクセスを接続します。
ダイアライザ接続部	• ダイアライザと回路を接続します。
カプラ接続部	• 透析装置とダイアライザを接続します。
ニードルレスアクセスポート	• 針を使用せず、採血・輸液を行えます。
エアートラップチャンバー	• 回路内の空気、凝血塊をキャッチし流れ込みを防ぎます。
補液ライン	• 生理食塩液を補液する場合や返血に使用します。
ピロー	• 脱血状態を膨らみ具合で確認できます。
ポンプセグメント部	• 血液ポンプの駆動を受け、脱血および送血を行います。
抗凝固薬注入ライン	• 抗凝固薬を接続し、持続注入する場合に使用します。
トランスデューサ保護フィルタ	• 圧力モニターラインは血液が外気と接触するため、血液の汚染を防ぐためと、トランスデューサへの血液などの混入を防ぎます。
圧力モニターライン	• 装置側圧力測定口に接続し、返血回路圧を測定します。

🐾 次世代血液回路（アーチループ®）

● 体外循環中の血液と空気の接触面積を減らすことやプライミングボリュームを低減することにより、抗凝固薬使用量の低減や循環動態に及ぼす影響を抑えることができる血液回路です（日機装が開発）。

根拠　抗凝固薬の使用量を軽減できる理由
同社従来の血液回路と比して血液と空気の接触面積を極限まで減らし（約95%減少）、空気と血液の接触が少ないため、抗凝固薬の使用量を減らすことが期待できます。

注目！　専用アダプターを使えば単針透析が可能
専用のアダプタ（チャンバー）を用いれば、アーチループ回路でもシングルニードル（単針透析）ができます。

アーチループ®の仕組み

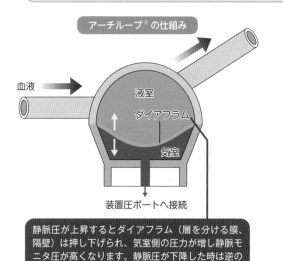

血液

液室
ダイアフラム
気室

装置圧ポートへ接続

静脈圧が上昇するとダイアフラム（層を分ける膜、隔壁）は押し下げられ、気室側の圧力が増し静脈モニタ圧が高くなります。静脈圧が下降した時は逆の動きとなります。

圧ポッドと装置側の圧ポッドポート

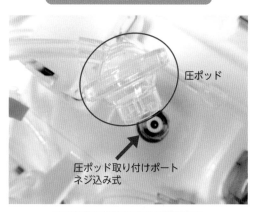

圧ポッド

圧ポッド取り付けポート
ネジ込み式

圧ポッドの中央にダイアフラムが組み込まれている

低容量チャンバー

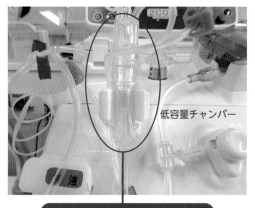

低容量チャンバー

従来の物に比べ一回り小さくプライミングボリュームの低減になっています。

圧ポッドを装着し実際に使用しているところ

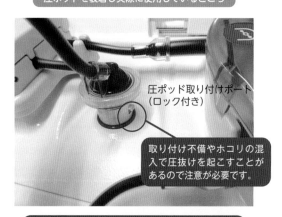

圧ポッド取り付けポート
（ロック付き）

取り付け不備やホコリの混入で圧抜けを起こすことがあるので注意が必要です。

圧ポッド内部のダイアフラムによって血液層と空気層が分離されているので装置に血液が入り込むことなく静脈圧測定が可能です。

③ 透析条件の設定

　ドライウエイト（DW）、除水量、透析時間・回数、透析量、血流量（QB）、透析液流量（QD）、抗凝固薬について解説します。除水量の計算や計画は毎回行う大切な基本業務なので、十分習得しましょう。

🐾 ドライウエイト（DW）

● **ドライウエイトの定義**：「体液量が適正で、透析中に過度の血圧低下を生ずることなく、かつ長期的にも心血管系への負担が少ない体重」と定義され、透析終了時の目標となる体重です。

 注目！　DWは除水量設定の目安

　透析を行っていない間に体内に溜まった過剰な水分を取り除くための除水量設定の目安になります。

● **DWは一定ではなく、常に総合的に見直す**：血圧や浮腫などの身体所見、胸部X線検査による心胸比、日常活動のしやすさなどを参考に常に総合的に見直す必要があります。

ドライウエイト（DW）の設定のためのパラメータ

臨床症状	・水分貯留徴候：浮腫、うっ血性心不全（起坐呼吸） ・脱水徴候：生あくび、悪心・嘔吐、下肢の筋痙攣、失神など
血　圧	・透析中の血圧の変化：非透析日の血圧、透析後の起立性血圧低下
検査指標	主に❶の胸部X線所見が使われます。 ❶胸部X線所見：心胸郭比（CTR）、肺血管陰影、肺野うっ血像、胸水 ❷超音波検査：下大静脈径 ❸透析前後のタンパク濃縮の程度、血液濃縮率PWI ❹ヒト心房性ナトリウム利尿ペプチド（hANP） ❺連続的ヘマトクリット測定装置（クリットラインモニタ）での血液濃縮の変化 ❻電気的インピーダンスによる体液量測定　　など

 これも覚えておこう！

透析間の体重変化の区別
脂肪や筋肉量などの変化である**「太る」「痩せる」**と、体液量の変化である**「むくむ」「乾く」**を明確に区別する必要があります。

ドライウエイト管理上の注意点

心胸比の評価	・高血圧などの病歴が長く、心肥大が強い：心胸郭比は基準値内にならないことがあり「変化」を参考にします。 ・吸気不足：吸気不足による心胸比拡大を念頭に置きます。 ・X線撮影の方向：（P→AかA→Pか）にも注意します。 ・数値だけを鵜呑みにしない：心陰影がぼやけているなど心胸比の測定に誤差が生じることもあるので注意します。
体重管理	・透析間の体重増加の許容量：透析で一定時間内に除水できる量には限界があるので、透析間の体重増加は中1日で3％、中2日で5％以内として指導します。特に食事の減塩指導が重要です。 **注目！　体重増加のつじつま合わせをする患者への指導** 　体重増加を減らすために、減塩ではなく、食事を抜く患者に対しては、「やせるとDWが下がるので逆効果であること」も指導します。 ・体液量とは関係しない体重増加：加齢や季節性の変化で栄養状態が変化し、太る、痩せるといった体重変化、また便秘などによる体液量とは関係しない体重増加にも留意します。 ・DWを増加しても透析低血圧症の血圧が上昇しない：透析方法の工夫や薬物療法を検討します。 ・透析前の体重増加が適正で下痢などによる脱水がないにもかかわらず血圧が低い：血圧が不自然に低いときは消化管出血も念頭に置きます。

🐾 除水量

- 除水とは、透析治療によって余分な体液を体から取り除くことをいいます。
- **排便コントロールが良好な状態の除水量**：この場合の透析間の体重増加は、ほぼ透析間の水分摂取量に等しいとされていますので、除水量は「透析前体重とドライウエイト」の差分に「透析中や返血時の補液量」を加え、透析中に食事をする場合はさらに「食事の量を上乗せしたもの」となります。
- **体重増加が多い場合や、血圧が下がりやすく1回の透析で除水量の限界がある場合の除水量**：その日の除水量の設定は量と制限を考えて行う必要があります。

除水量の把握

❶透析前に体重測定：100g単位で測定します。
❷前回透析終了時の体重との差を計算（DWとの差である場合が多い）
❸開始時・返血時の生理食塩液量、補液量、食事量（食事をとる場合）などの量
❹総除水量を計算：「❷＋❸の合計」が総除水量になります。
❺総除水量が除水可能範囲なら、時間で割り、時間当たりの除水量を計算します。

> 例）体重増加量2kg＋開始時・返血のときの生理食塩液量0.4kg＋補液量0.2kg＋食事量0.6kg＝3.2kg。4時間透析なら3.2kg÷4＝0.8kg…時間除水量

🐾 除水量設定前の観察ポイント

- ☑ **❶嘔吐や下痢、長い便秘はないか**：除水量を控えめに設定するなど検討します。
- ☑ **❷便の色は赤い、または黒くないか**：消化管出血の有無を確認します。
- ☑ **❸血圧が通常と大きく変わってないか**：急性の心疾患、出血性病変を確認します。

 注意！ 消化管出血の徴候、血圧の異常 ❷と❸は必ず医師に報告します。

📋 除水量の条件設定における看護のポイント

- 設定した除水量が可能な量か見極めます。時間除水量や総除水量に制限がある場合は、時間延長や限外濾過法を組み合わせるか、週末までの間でDWに調整します。

 注目！ 除水速度の目安

日本透析医学会の維持血液透析ガイドラインでは、「平均除水速度15mL／kg／時以下を目指す」とあり、この速度が目安になります。

 まめちしき　プラズマリフィリング

除水は血液から水分を抜く治療ですが、除水に伴い体では血管外（主に間質）から血管内に水分の移動が起こり血圧低下を防ぎます。この現象がプラズマリフィリングです。時間除水が多いと血管内に戻る水分量が追い付かず急激な血圧低下を招く恐れがあります。また、低栄養などでアルブミン濃度が低いと、膠質浸透圧が低下してプラズマリフィリングの量が減少し、血圧が低下しやすくなります。

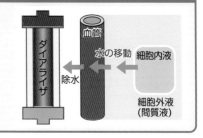

🐾 透析時間・回数・透析量

- 腎臓は24時間365日働き続けています。透析もそうできればよいのですが、機械や場所や時間を要する体外循環を伴う治療であることから、仕事や日常生活を維持するには間歇的に行わざるを得ません。
- **一般的な血液透析の回数・時間**：必要十分な透析量を確保し、なおかつ患者のQOLや透析施設の運用のしやすさなども勘案して導き出された回数と時間が、現在最も一般的に行われている「週3回（月・水・金または火・木・土）、1回4〜5時間」です。

■ 透析時間と生命予後

● 透析時間と死亡の可能性との関係（**図**）：週3回透析の場合、標準的な1回4時間の透析を基準とすると、それより短時間透析の場合の死亡リスクが高く、透析時間が長いほど低くなっており、「透析時間は透析量とは独立した予後規定因子である」との報告[2]もあります。

注目！ 長時間透析や短時間頻回透析

施設によっては6時間以上週3回の長時間透析や、保険上回数制限のない家庭透析の一部では、短時間頻回透析（例えば週6～7回、1回2～3時間）も行われています。

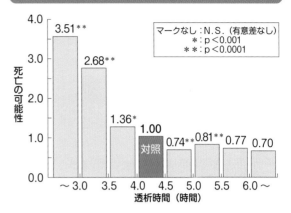

透析時間と死亡の可能性との関係（週3回透析）（文献1を元に作成）

マークなし：N.S.（有意差なし）
＊：$p < 0.001$
＊＊：$p < 0.0001$

■ 透析量と生命予後

● **透析量の決定**：ダイアライザの性能、膜面積、血流量、透析液流量、透析時間などで決まります。

● **適正透析とKt／V（ケイティーオーバーブイ）**：透析が必要かつ十分で、患者の長期的な予後が良好な透析を適正透析といいますが、これの1つの指標としてKt／Vがあります。Kt／Vは尿素を指標物質として、体液全体を一区画とみなして算出されます。小分子量物質の除去が適正に行われているかの指標になります。

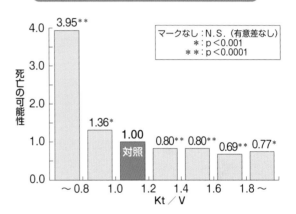

Kt／Vと死亡の可能性との関係（文献1を元に作成）

マークなし：N.S.（有意差なし）
＊：$p < 0.001$
＊＊：$p < 0.0001$

根拠 Kt／Vと死亡のリスクの関係（図）

Kt／V 1.8までは、Kt／Vの上昇とともに死亡のリスクは少しずつ低下しています。そこで、維持透析ガイドラインでは最低確保すべき透析量としてKt／V 1.2を推奨し、目標透析量はKt／V 1.4以上が望ましいとしています。

注目！ β₂ミクログロブリン（β₂-MG）

より大きな物質の除去の指標として、まず透析アミロイド症の原因物質であるβ_2-MGがあげられます。透析患者の予後と透析前血清β_2-MG濃度には相関があり、最大間隔透析前血清β_2-MG濃度が30mg／L未満を達成することを推奨し、25mg／Lを達成できるように透析条件を設定することが望ましいとされています。

🐾 血流量（QB）

- 血液透析で、1分間に体から取り出す血液の量のことを血流量といい、毒素を取り除く効率の大切な要素の一つです。
- **血流量の決め方**：血液透析を初めて行う場合は100mL／分くらいで始めます。その後は血流量を増やし、日本人では体格や年齢にもよりますが、180〜230mL／分程度が一般的です。

血流量とクリアランス（図）

- 一般に血流量が大きいほど溶質のクリアランス（除去量と同義）は向上します。

> 🐕 **注目！ 分子量の大きさとクリアランスの関係**
>
> 尿素など分子量の小さい物質では血流量を上げるほどクリアランスが上がります。逆にβ_2-MGのような分子量の大きい物質では、クリアランスのカーブは寝てしまい血流量を上げてもクリアランスはあまり上がりません。

- 尿素クリアランスのグラフからもう一つわかることは、血流量があまり多くない場合はダイアライザの膜面積の影響は少なく、血流量が多ければ高くなることがわかります。逆にβ_2-MGでは血流量より膜面積がクリアランスに大きな影響を与えています。

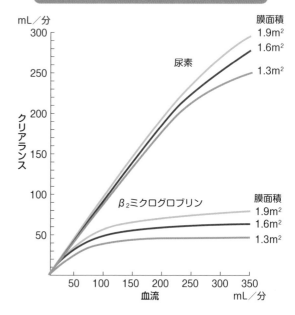

小分子および大分子溶質のクリアランスに血流および膜面積が与える影響（文献3を元に作成）

新人のよくあるギモン

クリアランスはなんの指標ですか？
クリアランスは、ダイアライザなどの浄化器の溶質除去能を表す指標です。すなわち、浄化器に流入する血液流量（QB）のうち、どれだけが完全に浄化（例えば尿素が完全に除去）されたかに相当する流量です。例えば、「QB＝200mL／分のときに尿素クリアランス＝180mL／分」なら、「200mL／分のうち180mL／分の血液中の尿素が完全に除去された」ことになります。

これも覚えておこう！

溶質のクリアランスに関係する事項・要素
❶ダイアライザの性能：膜素材が影響する。
❷ダイアライザの膜面積：面積が広いほど大きい。
❸血流量：小分子量物質では増加するほど大きい。
❹透析時間：長いほど大きい。
❺透析液流量：一般には400〜500mL／分が多く、血流量の2倍かそれ以上がよい。

透析液流量（QD）

- 透析液流量とは「1分間にダイアライザを通る透析液の量」のことです。透析液流量が溶質のクリアランスに与える影響を示します（図）。

透析液流量が溶質のクリアランスに与える影響

- 図のようにクリアランスは、透析液流量が少ないうちは透析液量が増すとほぼ直線的に増加しますが、次第に頭打ちとなり、200mL／分の血流量の条件では分子量の大きい物質ほど早くプラトーに達し、透析血流量が血液流量の2倍の400mL／分ではほとんど全ての溶質のクリアランスはプラトーに達していることがわかります。
- **高血液流量の場合**：図のように高血液流量（400mL／分）でも、血流量に対して2倍程度の透析液流量でやはりプラトーに達しています。こうしたことから効率的な血流量と透析液流量の比率は1：2程度[2]であるといわれています。
- **わが国での一般的な透析液流量**：通常180～250mL／分の血流量が採用されていることが多いこともあり、一般的に透析液流量は400～500mL／分程度に設定されています。

注目！ ダイアライザ内血液と透析液の流れ

血液透析では、透析膜を隔ててダイアライザ内を逆向きに血液と透析液が流れて、溶質と水分の除去が行われます。

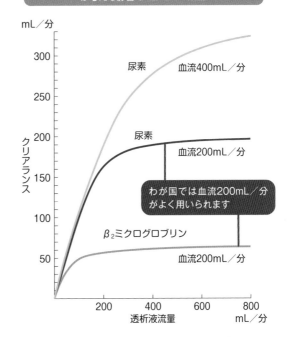

小分子および大分子溶質のクリアランスに透析液流量が与える影響（文献3を元に作成）

わが国では血流200mL／分がよく用いられます

透析液温度

- 透析液の温度は、通常多くの施設で35.5～37℃程度となっており、季節や患者の希望、血圧などを見て調整しているのが実際です。透析温度の設定のミスでは、高温では発熱、発汗、体温上昇、血管痛、溶血などが起こり、低温では冷感、悪寒、体温低下などが起こります。

まめちしき　低温透析

透析中の血圧低下予防を目的として、透析液温度を36.0℃から30分ごとに0.5℃ずつ、34.0℃から35.0℃程度まで低下させるものです。低温により、交感神経を刺激し、末梢血管を収縮させるとともに、心筋収縮力・心拍出量を増やして血圧の維持を図るものですが、冷感、悪寒、体温低下などを伴うので適応を十分検討する必要があります。

抗凝固薬

● 血液透析では、治療のたびに血液が回路やダイアライザなどの異物に接触します。

> **注意！** 異物に接触すると血液は凝固する
> 　血液は血管内皮以外の異物に接触すると凝固系の働きによって凝固するため、血液透析を行うためには抗凝固薬を使用する必要があります。

● 現在、保険診療上使用可能な抗凝固薬：未分画ヘパリン（UH）、低分子ヘパリン（LH）、メシル酸ナファモスタット（MN）、アルガトロバン（AG）があります。

抗凝固薬の種類と特徴

種　類	特　徴	半減期
未分画ヘパリン	● 通常、ほとんどの透析に使用されています。 ● 活性化凝固時間ACTやAPTTが投与開始前の1.5〜2倍になるように投与します。 ● アンチトロンビンⅢ（ATⅢ）の抗凝固作用を増強します。 **注意！** 出血性病変がある場合やATⅢ欠乏症、ヘパリン起因性血小板減少症（HIT）には使用しません。	1〜1.5時間
低分子ヘパリン	● 軽度の出血傾向がある場合に使用します。 ● 抗トロンビン作用が弱く、第Xa因子活性を選択的に阻害します。 ● 未分画ヘパリンに比べて出血を助長しません。	2〜3時間
メシル酸ナファモスタット	● 出血傾向がある場合や手術前後に使用します。 ● 凝固系酵素の作用を抑制し抗凝固作用を発揮します。 ● まれにアナフィラキシー、発熱、血球減少などアレルギー症状を来します。	約8分
アルガトロバン	● ATⅢ欠乏症、HIT（特にⅡ型）の場合に使用します。 ● 合成抗トロンビン薬で、トロンビンの作用を直接阻害します。 **注目！ HITⅡ型** 臨床的に問題になるのは、未分画ヘパリンで起こりやすく、ヘパリン依存性自己抗体が血小板を活性化し、血小板数の急激な低下と重篤な血栓症を引き起こすⅡ型です。対応は、ヘパリンを中止し、アルガトロバンを使用します。	約30分

3章

透析療法に必要な技術・観察・ケア

1 透析開始前の実際と観察ポイント

　血液透析を行うためには、まず透析開始前にダイアライザ・血液回路の滅菌有効期限の確認、不良・破損の有無を点検し、プライミングを行い、次に透析用監視装置へのセッティングを行います。これらの準備が整うことで血液透析治療が開始されます。

🐾 プライミングの方法

- プライミングとは、透析膜（ダイアライザ）と血液回路を組み立て、生理食塩液やオンライン補充液などの電解質液を用いて、ダイアライザと血液回路内を洗浄・充填することをいいます。
- 生理食塩液を用いて自然落差で行う方法や、全自動透析装置でオンライン補充液を用いて行う方法などがあります（**施設により手技・手順は異なります**）。

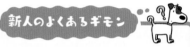

プライミングはどうして必要なのですか？
- プライミングの目的は、ダイアライザおよび血液回路の製造・滅菌時に発生した残留物質・異物・保護剤などの洗浄と空気の除去です。また、プライミングによって、これらの機器の不良・破損の有無を確認することができます。

1 プライミングの必要物品

① ダイアライザ（またはヘモダイアフィルタ）
② 血液回路
③ 架台
④ アルコール綿
⑤ 鉗子
⑥ 手袋（未滅菌で可）
⑦ 生理食塩液（自然落差で行う場合、洗浄・補液・返血用）

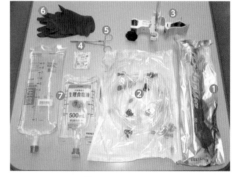

2 プライミングの準備（組み立て）

❶ 手洗いを行い、手袋を装着します。
❷ ダイアライザ・血液回路の滅菌有効期限を確認し、包装・外観および内部の不良・破損がないことを確認して開封します。
❸ 不潔にならないように袋から取り出し、回路すべてのラインのキャップ・クランプ類を閉じた状態にします。

注意！ ダイアライザに対する確認事項
ダイアライザが治療予定者の透析指示に合致する種類・膜面積であることを必ず確認しましょう。

3 ドライタイプのダイアライザでのプライミングの手順（生理食塩液を用いて自然落差で行う場合）

❶ 架台にダイアライザを取り付ける
- ダイアライザの動脈側（赤色）を上にして架台に取り付けます。

❷ ダイアライザの動脈側に血液回路の動脈側を接続
- ダイアライザの動脈側に血液回路の動脈側を確実に接続し、ダイアライザの静脈側（青色）を上にします。

❸動脈側血液回路のエアートラップチャンバーを固定

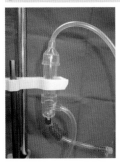

- 動脈側血液回路のエアートラップチャンバーを下向きに固定します。

❹ダイアライザの静脈側に血液回路の静脈側を確実に接続

❺静脈側血液回路のエアートラップチャンバーを固定

❻静脈側血液回路を排水容器に固定

❼補液ラインから動脈側血液回路アクセス部の洗浄

- 動脈側回路の補液ラインの❶クランプとアクセス部の❷クランプを開放し、生理食塩液を矢印の方向に流します。
- アクセス部までエアーがない状態で生理食塩液が充填されたら、再び❷をクランプします。

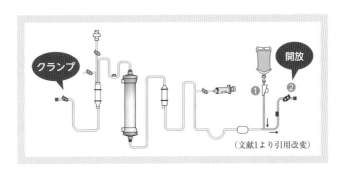

（文献1より引用改変）

❽動脈側血液回路からダイアライザ・静脈側血液回路の洗浄

- 静脈側アクセス部❸クランプを開放し、生理食塩液を矢印の方向に流します。

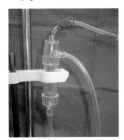

- 動脈側エアートラップチャンバーに生理食塩液が充

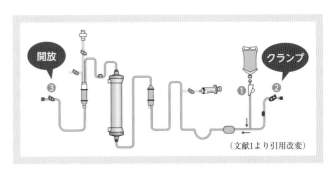

（文献1より引用改変）

填できたら、エアートラップチャンバーを上向きにセットします。

❾静脈側エアートラップチャンバーの準備

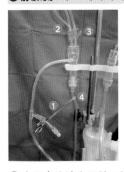

- 静脈側エアートラップチャンバーに生理食塩液が流れてきたら、静脈側エアートラップチャンバーの下を鉗子で止め（❶）、液面調整ラインのクランプを開放します（❷）。
- 静脈側エアートラップチャンバーの液面が3分の2程度になったら液面調整ラインをクランプ（❸）し、鉗子を外します（❹）。

注意！ 順番に気を付ける
間違って、手順を逆にすると液面が下がってしまうので、正確な手順で操作します。

❿生理食塩液を回路に流す
生理食塩液を1,000mL流し、ダイアライザや血液回路内のエアーを除去します。

⓫静脈側回路のアクセス部をクランプし、補液ラインのクランプを閉じる

⓬プライミング後、補液・返血用生理食塩液に差し替える

4 ウェットタイプのダイアライザでのプライミングの手順（生理食塩液を用いて自然落差で行う場合）

● ウェットタイプのダイアライザは充填液が満たされているので、気泡が入り込まないようにプライミングする必要があります。

❶ 静脈側血液回路をダイアライザに接続

● 架台にダイアライザを静脈側（青側）を上にして取りつけ、静脈側の血液回路を接続したあと、ダイアライザの動脈側（赤側）を上に向けます。

❷ 動脈側に生理食塩液を充填し、ダイアライザに接続

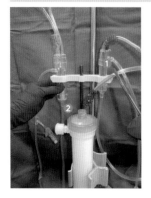

● 生理食塩液1,000mLに補液ラインを接続し、動脈側血液回路を生理食塩液で充填させ、ダイアライザ接続部を鉗子（❶）で止めます。

● 静脈側エアートラップチャンバーを圧迫してダイアライザ接続部（❷）まで充填液を押し上げ、空気が入らないように注意して動脈側回路を接続します。

❸ ドライタイプと同様の手順で操作を行う

● ダイアライザの青側を上にします。ドライタイプ手順の❾〜⓬まで同様の手順で行います。

5 オンライン補充液を用いた全自動プライミングの手順（日機装DCS-200Siの場合）

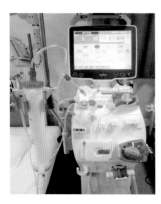

❶ 組み立てたダイアライザと血液回路を全自動透析装置にセッティング

● 動脈側と静脈側のアクセス部を連結します（図A）。

● OHDFの場合、透析液補液ラインに補助回路を接続し、前希釈の場合はPre補液ライン（後希釈の場合はPost補液ライン）に補助回路を接続します。

❷ 透析液補液ラインをサンプルポートに接続し（図B）クランプを開放

❸ オーバーフローラインを排液ポートに接続し（図C）クランプを開放

❹ 自動プライミングを開始

図A

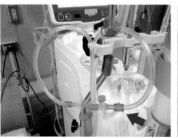

図B

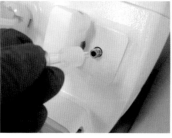

図C

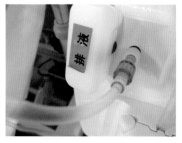

44

6 生理食塩液を用いた全自動プライミングの手順（日機装DCS-200Siの場合）

❶「オンライン補充液を用いた手順❶」と同様

❷生理食塩液補液用補助回路（図A）のソリューションチャンバーを満たす（図B）

❸生理食塩液補液用補助回路を透析液補液ラインに接続する

❹クリップ式気泡検出器をセットする（図C）

❺「オンライン補充液を用いた手順❸・❹」と同様

図A　　　　図B　　　　図C

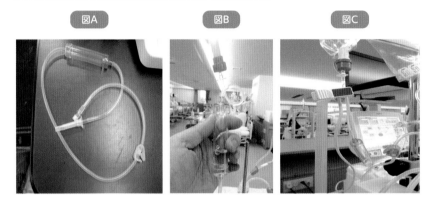

🐾 ダイアライザと血液回路の名称・用途（文献1より引用改変）

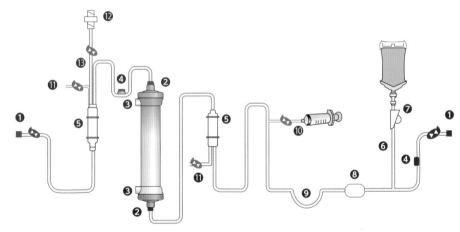

❶・❶アクセス部（シャントアダプター部）：血液回路と血管アクセスを接続します。

❷・❷ダイアライザ接続部（ダイアライザコネクタ）：ダイアライザと血液回路を接続します。

❸・❸カプラ接続部：透析装置とダイアライザを接続します。

❹・❹ニードルレスアクセスポート：針を使用しないで採血・輸血などを行えます。

❺・❺エアートラップチャンバー：血液回路内の空気・凝血塊をキャッチし流入を防ぎます。

❻補液ライン：生理食塩液を補液する場合に使用します。

❼ローラークランプ：補液ラインを開放・閉鎖します。

❽ピロー：脱血状態を膨らみ具合で確認できます（ついていない種類もあり）。

❾ポンプセグメント部：血液ポンプの駆動を受け、脱血および送血を行います。

❿抗凝固薬注入ライン：抗凝固薬を接続し、持続注入に使用します。

⓫Pre補液ライン・⓫Post補液ライン：OHDF時の補液を行います。

⓬トランスデューサ保護フィルタ：圧力モニターライン側から装置側圧測定口への血液の混入を防ぎます。

⓭圧力モニターライン：装置側測定口に接続し、エアートラップチャンバー内の圧力を測定します。

☑ 血液回路とダイアライザ接続部が斜めに接続されているなど緩んでいませんか？
☑ 回路からプライミング液が漏れていませんか？
☑ ダイアライザや血液回路の空気は十分除去されていますか？
☑ プライミング終了時にはすべてのクランプ箇所が閉じられていますか？

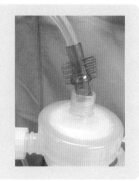

🐾 セッティングの方法

● セッティングとは、プライミングされたダイアライザ・血液回路を
透析装置にセットし、透析が開始できる状態に準備することです。

セッティングの手順

❶ 患者確認

● 治療予定者の透析指示に合致する種類・装置であるか確認します。

❷ 血液ポンプの回転方向を確認し、血液回路をセット（図A）

❸ 気泡検知器に回路をセット

❹ OHDFの場合、透析液補液ラインに補助回路を接続

● 前希釈の場合はPre補液ライン、後希釈の場合はPost補液ラインに
補助回路を接続します。

❺ アクセス部のクランプを確認

❻ 抗凝固薬をセット

❼ 透析装置が透析可能な状態であることを確認

❽ 透析液ラインを接続（図B）

図A

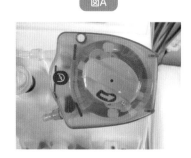

図B

ダイアライザの動脈側を上にし、
血液の流れと対向に流れるように
透析液ラインを接続します。

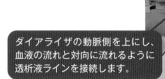

🐾 観察ポイント

☑ ポンプセグメント部がポンプ部に入り込みすぎていませんか？
☑ 血液回路が折れ曲がっていたりねじれたりしていませんか？
☑ きちんと溝に沿ってセットされていますか？
☑ 挟まるべきではない部分に挟まったりしていませんか？

正しくセットされていないと回路の破損やモニタリング異常などを来し、大きな事故
につながります。安全な透析を行うために、正しいセッティングをしましょう。

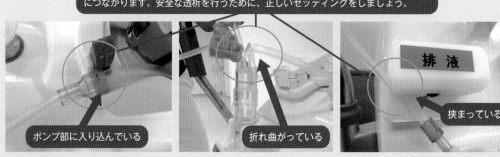

ポンプ部に入り込んでいる　　折れ曲がっている　　排　液　挟まっている

👣 患者入室（全身状態の確認）

● 患者が透析室に入室したら、挨拶とともに全身状態の観察を行います。異常がある場合は医師の診察を受け、透析条件の変更などが必要ないかを確認します。

 注目！ 非透析日に発熱や出血徴候がみられたとき

来院前に前もって連絡するように指導しておくことが重要です。

🐾 観察ポイント

☑ 入室時の患者の様子（歩行状態、顔色、浮腫の有無、呼吸状態、表情など）にいつもと違いはないですか？
☑ 滑りやすい履物ではありませんか？
☑ 患者が通る通路や体重計周囲は安全ですか？

👣 体重測定の目的

● 体重測定は水分の出納を把握するのに欠かせないものであり、その日の治療を行ううえで大切な指標となります。

根拠 **体重測定が重要な理由**
測定ミスや転記ミスが起こると、過除水や除水不足により患者に大きな負担をかけることになります。普段から、ダブルチェックを行ったり、体重測定のシステムを利用したりして、ミスが起こらないような環境を整えることも大切です。

体重測定前の準備

❶ 体重計は平らな場所で振動などの影響を受けない、一定の場所に設置します。
❷ 体重計が壁などに接していないことやぐらつきがないことを確認します。
❸ 体重計が「0」になっていることを確認します。

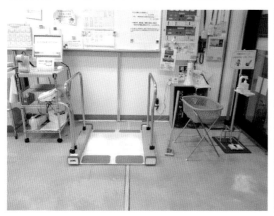
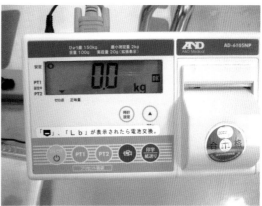

新人のよくあるギモン

体重測定時の患者とのかかわりで大切なことは何ですか？

● 患者にとって体重測定は気になることのひとつであり、毎回、緊張する時間でもあります。日々の体重変動に対して、プレッシャーやストレスを感じている患者も多いので、「増加量を必要以上に大きな声で言ったり、その場で原因を問いただしたりしない」ような配慮が必要です。数値だけにこだわらず、自宅での生活状況やセルフケア能力を推察し、自己管理について対話できる場を提供することが大切です。

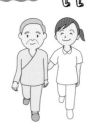

🐾 体重測定の観察ポイント

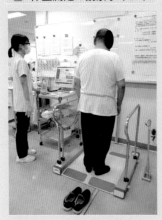

☑ ❶患者の氏名を確認します。

☑ ❷体重計の中心に乗っているかを確認します。

☑ ❸体重計にスリッパなどが触れていないかを確認します。

☑ ❹衣類のポケットに何か入っていないかを確認し、着衣はいつもと同様のものか、肌着下着を着こんでいないかを確認します。

☑ ❺時計やスカーフなど、外せるものはできるだけ外して測定します。

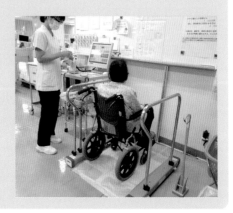

車いすで測定する場合

❶〜❺の観察ポイントに加えて

☑ ❻車いすの重量を確認します。

☑ ❼いつもと同じ車いすを使用しているかを確認します。

☑ ❽車いすに余分なものが載っていないかを確認します。

☑ ❾靴やコルセットなどの風袋はいつもと同じものかを確認します。

注意！ 見落としやすいポイント

● 患者・スタッフがいつもと違うと疑問に思ったときや、体重測定後に排泄があった場合は再測定します。

● 風袋（重さを測る際に使用するタオルや毛布など）は間違いなく計算されているか「測定者と介助者で確認し合う」ことが必要です。

● 体重を転記する場合、転記ミスはないかを確認し、できればダブルチェック体制を取り、複数の目で確認することも必要です。

これも覚えておこう！

体重測定システムを活用する

電子カルテの体重測定システムを利用するなどのシステムの工夫も有効です。

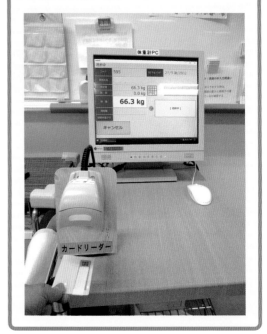

❷ 透析開始操作の実際と観察ポイント

安全な透析を始めるためには、機器のチェックと患者の観察が大切です。患者の入室時の言動や表情、顔色などの全体的な様子を観察し、透析を開始できる状態であるかを判断します。

🐾 透析開始前の準備

1 全身状態の観察

- 入室時には、まず患者の状態（全身状態とバスキュラーアクセス〈VA〉）の観察を行います。

注目！ **いつもと状態が異なる場合は医師に指示を仰ぐ**
透析は抗凝固薬を使用し体外循環を行う治療であるため、透析前に「開始できる全身状態であるか」を確認する必要があります。

🐾 透析開始前の患者観察ポイント

☑ 血圧、脈拍、体温に異常がないか？
☑ 開始前に診察を必要とする症状（呼吸苦、動悸、嘔吐、腹痛、下痢など）がないか？
☑ 出血を伴う症状（黒色便や下血、抜歯、転倒や外傷など）がないか？

2 透析条件の設定

- 透析開始前に機器の点検を行い、透析条件（透析時間、ダイアライザ・ヘモダイアフィルタ、血流量、透析液流量、抗凝固薬、透析液温度など）が指示通りであることを確認します。

注意！ **出血を伴う症状など**
患者の状態により、何らかの処置や透析条件の変更が必要と考えられた場合は医師に報告し、治療・透析条件変更の指示を確認します。

3 除水量の設定（文献1より引用改変）

- 除水量は安全に除水することを念頭において設定し、十分な除水が困難な場合は、医師と相談して、体外限外濾過（ECUM）併用や非透析日に臨時透析を計画する必要があります。

注意！ **除水量に問題がある場合に起こること**
過除水では、血圧下降、意識消失、シャント閉塞の原因となります。除水不足では、心不全、肺うっ血を誘発する危険性があります。

❶目標除水量の設定

- 総除水量＝体重増加量＋❶〜❹
- 時間除水量＝総除水量÷透析時間

❷除水量の補正の内訳

除水量	+1.5kg
❶食事量	+0.5kg
❷点滴量	+0.2kg
❷補液量	+0.1kg
❸返血量	+0.2kg
❹機器誤差	−0.1kg
総除水量	2.4kg

体重増加量＝透析前体重－ドライウエイト
⇒除水量（状態によっては変更あり）

❶透析中の食事量および飲水量を計算
　食事量はあらかじめ計測
　食事の時のお茶なども正確に計量

❷透析中に予定されている補液や点滴・輸血なども事前に確認し除水量に加える

❸返血時に使用する生理食塩液の量を加算

❹通常の透析用監視装置は複数の患者が使用するため誤差あり

注意！ **自動計算を過信しない**
除水量は自動計算する機器が多いですが、ミスが起こることもあるので、しっかり電卓を使用して間違いがないか確認しましょう。

※プライミング液の量により計算に入れる場合があります。
　プライミング液破棄かそのまま入れるかによって異なります。

4 開始前の機器点検

● 穿刺してから機器のトラブルが見つかると、患者に多大な迷惑がかかり、生命を脅かす重大な事故につながる可能性があります。慌てることがないようにしっかり点検を行い、安全に透析を開始しましょう。不安を与えないために患者への声掛けも重要です。

🐾 **透析開始前の機器点検のポイント**

- ☑ ❶指示されたダイアライザ、ヘモダイアフィルタがセットされているか。
- ☑ ❷浄化方法（HD・OHDF）に適した回路がセッティングされているか。
- ☑ ❸浄化方法に適した状態でプライミングが終了しているか。回路内が透析液で満たされ、膜加温状態（写真○）になっているか。
- ☑ ❹ダイアライザ、ヘモダイアフィルタおよび血液回路の接続の緩みや、回路に屈曲がないか。各クランプは正しく開閉できるか。
- ☑ ❺指示された抗凝固薬であるか、シリンジが押し子に正しくセットされているか。

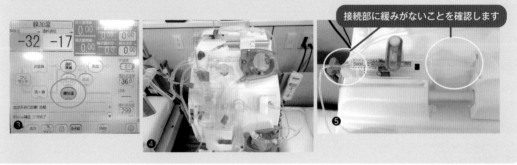

接続部に緩みがないことを確認します

 注意！ 起こりやすい機器のトラブル

- ● 回路接続の緩み：空気流入の可能性があります。
- ● ダイアライザ・ヘモダイアフィルタが指示されたものと異なる場合：アレルギーによりショック状態に陥る危険があります。
- ● 方法や膜面積が指示されたものと異なる場合：透析効率に影響を与えます。

🐾 穿刺

● 穿刺をして、針と回路を接続し、体外循環を行います。

1 必要物品

● 入室時には、まず患者の状態（全身状態とバスキュラーアクセス）の観察を行います。

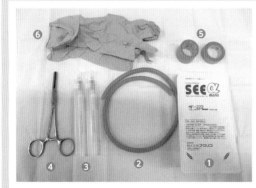

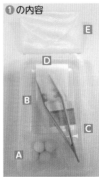

❶の内容

- ❶開始用セット
  - Ⓐ消毒綿　Ⓑピンセット
  - Ⓒ絆創膏　Ⓓガーゼ
  - Ⓔ防水シート
- ❷駆血帯
- ❸穿刺針（血管や部位など患者に合わせて選択）
- ❹鉗子
- ❺固定用テープ
- ❻手袋

２ 穿刺の手順

● 穿刺時はトラブルが起こりやすいので、患者側と機器側でそれぞれ1名ずつ担当し、共同で行うことが望ましいです。

❶ シャント肢の下に防水シートを敷く

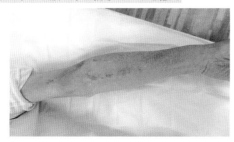

❷ シャント肢の観察とシャント音の聴取する

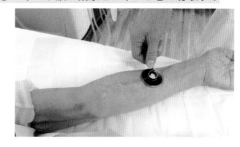

❸ 穿刺部位を消毒する

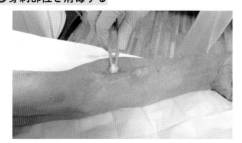

❹ 駆血帯を使用し駆血する

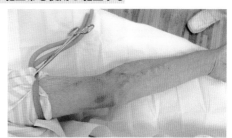

注意！ 駆血で気を付けること

血管がもろい患者さんは駆血帯で駆血するだけで点状出血を起こすことがあります。また、シャント手術後はシャント肢の腫脹や血管外漏出を起こしやすい状態のため、手で駆血したり、止血バンドを使用したりして駆血するとよいでしょう。

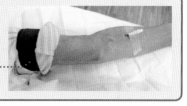

---

❺ 穿刺をする

● 動脈（A）側を穿刺した後、静脈（V）側を穿刺します。
● 穿刺後、血液の逆流があることを確認してから内筒を抜きます。

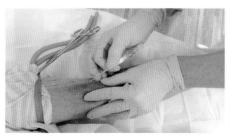

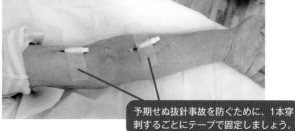

予期せぬ抜針事故を防ぐために、1本穿刺するごとにテープで固定しましょう。

これも覚えておこう！

穿刺が困難と思われる側から穿刺したほうがよい場合もある

基本の穿刺の順序はA→Vですが、逆のV→Aのほうがよい場合もあります。それは、血管の状況により、穿刺が困難と思われる側から穿刺したほうが、万が一失敗した場合でも次の対処が容易になるためです。例えば、Aはシャント血管、Vを皮静脈に穿刺する場合は、血管が細く攣縮することを考慮する必要があります。穿刺ミスは痛みや緊張による血管攣縮を招き、V側の穿刺困難につながる可能性があります。また、穿刺に時間を要すると、先に穿刺した針が凝固する可能性もありますので、血管の状況に応じて臨機応変に穿刺方法を選択することが大切です。

❻針と血液回路を接続する

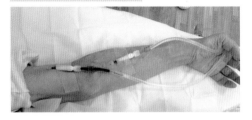

- まっすぐに奥まで差し込み、ロックリングを閉めます。

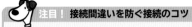

注目！ 接続間違いを防ぐ接続のコツ

A側穿刺後にA側回路を接続し、V側穿刺後にV側回路を接続するのがよいでしょう。接続した回路が邪魔になり穿刺しにくい場合は、安全と考える方法で行います。

❼血液ポンプを回転させる

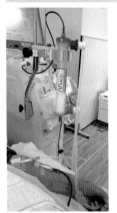

- 静脈圧や脱血の状態をみながら徐々に指示の血流量まで回転させます。

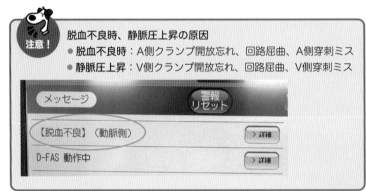

注意！ 脱血不良時、静脈圧上昇の原因
- 脱血不良時：A側クランプ開放忘れ、回路屈曲、A側穿刺ミス
- 静脈圧上昇：V側クランプ開放忘れ、回路屈曲、V側穿刺ミス

メッセージ	警報リセット
【脱血不良】（動脈側）	＞詳細
D-FAS 動作中	＞詳細

❽透析を開始する

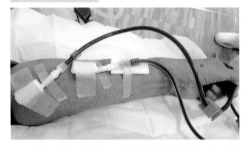

- A側とV側の回路の血液濃度が同じになったら、透析装置の運転スイッチを押し、透析を開始します。

❾回路を固定する

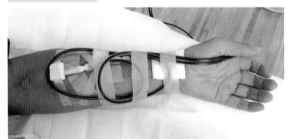

- 患者の皮膚に合ったテープを使用します。透析治療中の体動に備えて、多少の緩みをもたせて、1本ずつ固定します。

注目！ 回路にゆとりをもたせるための固定例

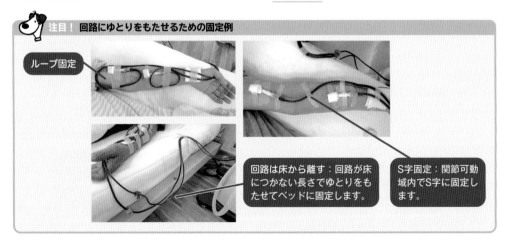

ループ固定

回路は床から離す：回路が床につかない長さでゆとりをもたせてベッドに固定します。

S字固定：関節可動域内でS字に固定します。

⑩ 血圧を測定し、全身状態を確認する

⑪ 患者のそばを離れる前に、設定条件や接続部などを再確認する

- 設定条件が合っているか、接続部の緩みがないか、クランプ開閉などをもう一度、確認します。
- 可能であれば、他者にダブルチェックをしてもらいましょう。思い込みをしているかもしれません。

新人のよくあるギモン

ダブルチェックは新人だから必要なのですか？
ダブルチェックは、新人でなくても、透析が安全にかつ指示通りに行えているかを確認するためのものです。間違いや異常の発見の遅れは、患者の治療や身体に影響を及ぼす可能性があるので、できるだけ早いタイミングで実施しましょう。

これも覚えておこう！

穿刺のポイント
- **バスキュラーアクセスを観察する**：バスキュラーアクセスの正しい知識を持ち、しっかり観察すれば、穿刺部位の選択や血管走行、深さなど穿刺に必要な情報を得ることができます。
- **穿刺する看護師の緊張への対応**：穿刺は、患者だけでなく穿刺をする看護師も緊張します。特に看護師が過緊張になってしまうと、患者はますます緊張し不安になります。先輩看護師にフォローしてもらったり、もしくは手技を変わってもらったりして、患者に苦痛やストレスを与えないことが大切です。

③ 穿刺ミス時の対応

- バスキュラーアクセスは患者にとっての命綱です。穿刺ミスをした際は、シャントへの影響と、その後の患者と看護師との信頼関係への影響を最小限にするため、迅速に❶〜❺の対応をします。
- **❶** 穿刺時に挿入感がなく「穿刺ミスをしたかもしれない」という不安があった場合は、必ず生理食塩液を用いて脱血注入を行い確認します。
- **❷** 穿刺部周囲に腫脹を認めた場合は、直ちに用手圧迫します。
- **❸** 止血確認後、状況により患部を冷やします。
- **❹** 透析中は、止血部位からの出血や血腫、疼痛の増強がないかを確認します。
- **❺** 状況により、次回透析時に観察するように申し送ります。

④ テープ固定方法

- 回路の凹凸部分に合わせ隙間なく密着させてΩ固定します。
- テープの端が重なると剥がれやすいため、テープの端を皮膚に密着させます。
- ロックが緩む可能性があるため、接続確認するためにロックリングの部分には貼らないようにします。
- 粘着力が弱まるため、一度剥がしたテープは使用しません。

テープ固定例

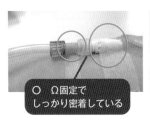

○ Ω固定で
しっかり密着している

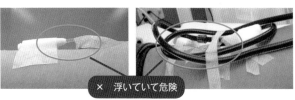

× 浮いていて危険

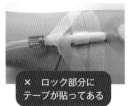

× ロック部分に
テープが貼ってある

🐾 開始時・開始直後の機器の観察

1 透析開始時の機器の点検ポイント

点検項目	注意点
• 入室時の体重からドライウエイトを引いた計算は合っているか。	• 電卓で計算します。
• 除水計画を立てる（過去の透析記録を参照、除水制限を確認）	• 安全に除水することを念頭に置きます。
• 総除水量の計算は合っているか。 • 時間除水量は指示された透析時間で計算されているか。	• 電卓で計算します。
• 指示された総除水量と時間除水量と透析装置の設定とに相違がないか。	• 透析装置の設定と指示の記録を照らし合わせ、指差し確認します。
• 針・テープの種類は適切か。	• 皮膚トラブルに注意します。
• 抗凝固薬は指示量が注入されているか。	• クランプ開放忘れに注意します。

2 透析開始直後の機器の点検ポイント

点検項目	注意点
• シャントの血流に合わせて、正しく回路が接続されているか（再循環でない）。	• 透析効率の低下を招きます。 • 脱血不良や静脈圧上昇の要因となります。
• 指示された血流量であるか。	• 透析効率の低下を招きます。
• 静脈圧は問題ないか、脱血不良（上限・下限）がないか。	• 回路のねじれや屈曲は、接続外れや脱血不良（写真）の原因になります。 **注目！ エコーによる確認** 血管壁に針先が当たっていないか、血管走行をエコーなどで確認します。 脱血不良のため、回路がつぶれている。
• ダイアライザ、圧力モニターライン（圧ポット）、抗凝固薬注入ライン、アクセス部に緩みがないか。 • 各メディクランプが開閉しているか。	• 血液の温度により緩みやすい状態となり、接続外れや血液漏出の原因となります。 • 透析液漏れや空気流入の原因となります。
• 透析液温度は適切か。	• 温度異常は、血液凝固、溶血、血圧低下などを引き起こすことがあります。
• ベッドの高さは定位置か。 • 患者の体動やシャント肢の屈曲など圧が変動していないか。	• 正確なTMP値を求めるために、ベッドの高さやシャント肢に屈曲などがないか注意します。

🐾 開始時・開始直後の患者の観察

1 透析開始時の患者の観察ポイント

確認項目	注意点
• 患者の全体的な様子	• 患者の歩き方、言動、表情などを確認します。 🐕 **注目！ 他の医療スタッフとの情報共有** 介助時や体重測定時の様子などを詳しく観察するには、他の医療スタッフと情報共有することが重要です。
• 発熱の有無	• 感染の有無を知る指標となります。体温をシャント肢と反対側の腋窩で測定します。 🐕 **根拠** **反対側の腋窩で体温を測定する理由** シャント肢はシャント灌流により影響を受けやすいので、反対側の腋窩で測定します。
• 血圧・脈拍の変化や異常	• ドライウエイトや降圧薬の見直しを検討する指標とするために、最近の傾向を把握しておきます。
• 体重増加量 • 呼吸状態や酸素飽和度の測定	• 心不全症状に応じて、迅速な対応が必要となります。
• シャントの観察（シャント音・スリルの変化）	• シャントが透析を開始できる状態かを確認します。 🐕 **注意！ シャント感染の徴候** 音やスリルの変化、発赤・腫脹・圧痛・排膿などがあれば、直ちに医師へ報告します。

2 透析開始直後の患者の観察ポイント

確認項目	注意点
• 全身状態の確認	• 気分不快、血圧・脈拍の変化はないか。 🐕 **注意！ 体外循環開始後** 血圧下降などのトラブルが起こりやすいです。
• 穿刺部位の確認	• 穿刺部位に痛みの増大、腫脹はないか。 🐕 **注意！ 血液ポンプが回転開始時** 回転し始めたときに、特に起こりやすいです。
• 穿刺針・血液回路のテープ固定	• テープ固定が安全な貼り方になっているか（前々頁の「4 テープ固定方法」も参照）。 🐕 **注目！ テープ固定のコツ** 透析中の体動を考慮し、ゆとりをもたせて固定します。
• 安全な環境整備	• 異常の早期発見と、安全な透析治療の継続のために、ベッドの高さ、必要時はベッド柵の設置、ナースコールの配置などを安全な環境に整備します。

③ 透析中の観察ポイントと対応

　透析中に出現する症状を最小限にし、患者が安全な透析治療を行うためには、バイタルサインチェックと身体症状の観察、時間ごとの透析装置の監視が重要となります。ここでは、透析中の観察ポイントとその対応について解説します。

🐾 一般状態の観察

- ベッドサイドをラウンドする前は、手洗いをしっかり行います（p.79、3章❼-1「手洗い」参照）。

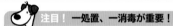

注目！ 一処置、一消毒が重要！

次の患者さんへ訪床する前に、必ず手指消毒を行い、感染対策に努めましょう。また目に見える汚れがあるときは、手洗いを行いましょう。

■ バイタルサインチェック

- 透析中は、約1時間ごとに血圧・脈拍測定をします。
- 必要に応じて、バイタルサインの再検や呼吸状態、意識レベルの観察、さらに詳しい検査で、心電図モニター、十二誘導心電図、酸素飽和度測定などを行い、普段との違いがあるかを確認します。

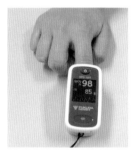

■ 患者状態の観察

- バイタルサインチェック時や訪床時は、患者とコミュニケーションを取りながら、表情や顔色などの観察、自覚症状の有無を確認します。

■ 前駆症状の把握

- 透析中は、血圧低下、筋痙攣（下肢の攣りなど）、不均衡症候群（頭痛、気分不快など）が起こります。
- 透析による除水で細胞外液量が低下したときに、細胞内液から細胞外液への体液移動（プラズマ リフィリング）がスムーズに行われない場合や、動脈硬化で血管の伸展性が低下している場合には、血圧が急激に下がる現象が見られます。
- **透析合併症の前駆症状（透析合併症が起こる前兆として現れる症状）**：脱力感、生あくび、悪心・嘔吐、穿刺部や血管の痛み、脱血不良などの症状が出現することがあります。

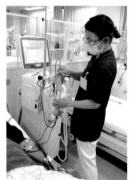

注意！ **患者それぞれの普段の状態との違いを観察する**
患者によって値や症状が異なるので、普段の患者それぞれのバイタルサインをしっかり把握し、普段と異なる場合は、原因や影響因子などをアセスメントしましょう。

■ ベッドからの転落防止策

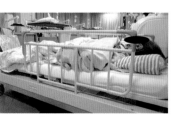

❶ **ラウンド時**：患者の体の位置を確認し、ベッドの端に寄っていたら声を掛け、位置を正しましょう。
❷ **高齢者や肢体不自由の患者**：定期的に声を掛け、体位交換などを行い、安楽に過ごせるよう工夫しましょう。
❸ **体動の激しい患者や不穏状態のときなど**：必要に応じて両サイドにベッド柵を使用しましょう。

血圧低下時の対応

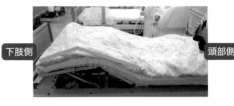
下肢側　　　　　　　　　　　　　　頭部側

❶写真のように下肢を挙上させます。

❷生理食塩液、またはオンライン補充液の注入を行います。

❸1時間当たりの除水量を下げます。

根拠 透析後半に血圧低下が起こりやすい理由
透析後半は、組織間液（水分）が血管外から血管内に移動する現象（プラズマ リフィリング）が除水量に追い付かず、血圧が下がりやすくなります。透析後半は頻回に訪床し、観察やバイタルサインのチェックを行うことが重要です。

注意！ 急激な血圧低下への対応
急激な血圧低下による意識消失や呼吸停止が出現したときは、すぐに返血、同時に医師を呼び、指示に従いましょう。

下肢攣り時の対応

❶温罨法（ホットパックなど）で下肢を温めます。

❷腓腹筋が伸びるよう、つま先を身体側に引き寄せたり、硬くなった筋肉をマッサージします。

❸バイタルサインのチェックを行い、生理食塩液、またはオンライン補充液を注入します。

❹1時間当たりの除水量を下げます。

❺医師の指示に従い、10%塩化ナトリウムの注射などを検討します。

注目！ 頻回に筋痙攣がある場合

● 日頃から攣りやすい患者の場合：事前に下肢攣り予防で漢方を内服したり、カルニチン欠乏症が疑われる場合はレボカルニチン注射をすることもあります。

● 透析中や自宅で頻回に下肢などの攣り（筋痙攣）が見られる場合：ドライウエイトの見直しが必要になります。医師に相談しましょう。

🐾 血液回路と透析用監視装置の観察

● 透析装置には、さまざまな安全装置が備わっていますが、実際には装置では防ぎきれない事故や、機械操作で「うっかりミス」をしてしまうこともあります。

注目！ 定期的な目視＆観察
透析装置だけに頼らず、定期的（約1時間置きくらい）に目視、観察をします。

穿刺部位の観察

🐾 穿刺部位の観察ポイント

☑ テープは剥がれていませんか？
☑ ルアーロックの緩みはありませんか？
☑ 針刺入部の血液汚染はありませんか？
☑ 針刺入部の腫脹や痛み、内出血は見られませんか？
☑ 針の刺入が浅く、抜けかかっていませんか？

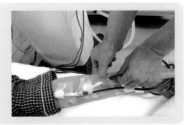

◾ 血液回路の観察

● 各接続の緩みやクランプの開閉を目で見て触って確認します。

❶エアートラップチャンバーの液面の確認

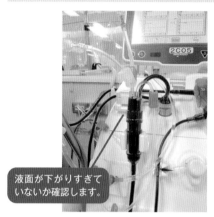

> 液面が下がりすぎていないか確認します。

❷液面調整ラインのクランプ確認

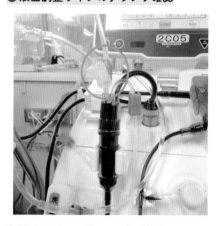

❸HDFの補助回路接続とクランプ開放の確認

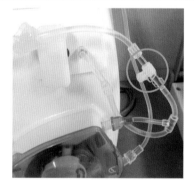

❹排液ラインのクランプの確認

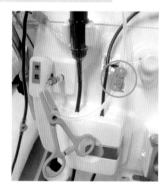

❺抗凝固薬接続部とクランプ開放、逆血の確認

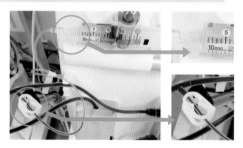

❻ダイアライザ接続部の緩みの有無確認

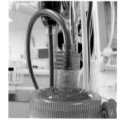

❼ダイアライザと透析液接続部の緩みの有無確認

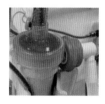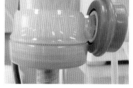

❽ダイアライザおよび回路内の気泡の有無確認

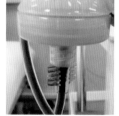

（❺～❼の写真は文献1より）

58

注意！　回路内の気泡発生時の対応

坐位時や体動により血液回路が圧迫され、屈曲した状態で血流ポンプが作動していると、回路内に気泡が発生します。警報が鳴り、気泡を除去するときは、患者の体内に気泡が入らないよう、患者側のクランプを閉めてから行いましょう。

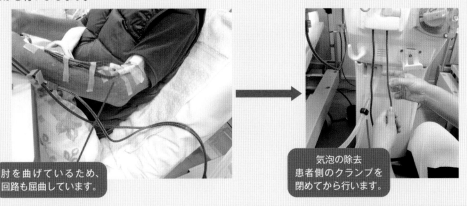

肘を曲げているため、回路も屈曲しています。

気泡の除去
患者側のクランプを
閉めてから行います。

これも覚えておこう！

そのほかの脱血不良の指標
- **圧迫や屈曲がない状態で脱血不良がある場合**：バスキュラーアクセスの狭窄、血圧低下による循環血流量の減少が考えられます。
- 動脈回路のピローやダイアライザヘッダ部の気泡、静脈圧を確認することで、血流不足、脱血不良の指標になります。しっかり観察を行いましょう。

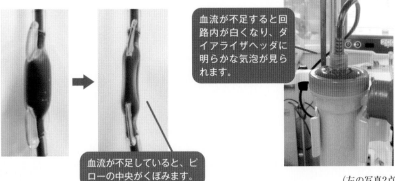

血流が不足していると、ピローの中央がくぼみます。

血流が不足すると回路内が白くなり、ダイアライザヘッダに明らかな気泡が見られます。

（左の写真2点は文献1より）

透析用監視装置の確認

- 数値の異常がないか、透析の進行状況に問題がないかを確認します。

注目！　指差し呼称

血流量などの確認時は、指差し呼称が有効です。

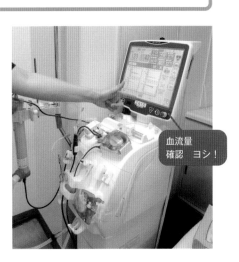

血流量
確認　ヨシ！

🐾 **透析用監視装置の観察ポイント**

☑ 血液流量　　　　　　　　　　☑ 抗凝固薬の積算量
☑ 静脈圧　　　　　　　　　　　☑ ナトリウム濃度
☑ TMP（透析膜にかかる圧力）液圧　☑ 透析液温度
☑ 除水積算量

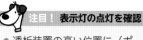

- 透析装置の高い位置に（ポールなどに）表示灯が設置されています。
- 定期的なラウンド以外でも透析室を見渡し、表示灯の点灯を確認しましょう。

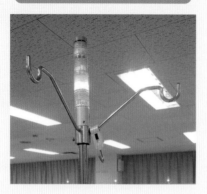

正常な透析、作動中は青ランプが点灯

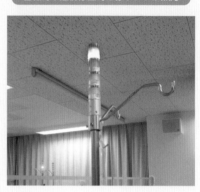

警報時や透析停止時は赤ランプが点灯

透析中に使用する機器の観察

- 透析中、必要に応じてシリンジポンプや輸液ポンプを使用することがあります。
- 機器の操作や設定が指示通りに行われているか、薬剤の注入状況や、副作用の有無など（バイタルサインや患者の状態など）を確認します。
- 回路の接続部位は正しいか、緩みがないかも確認しましょう。

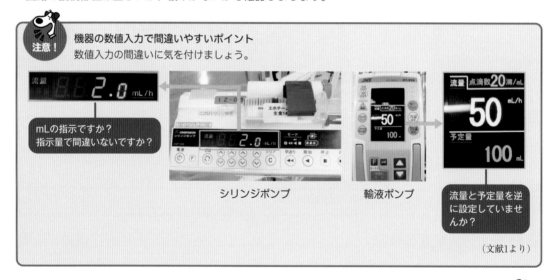

注意! 機器の数値入力で間違いやすいポイント
数値入力の間違いに気を付けましょう。

mLの指示ですか？
指示量で間違いないですか？

シリンジポンプ

輸液ポンプ

流量と予定量を逆に設定していませんか？

（文献1より）

新人のよくあるギモン

安全な透析を提供するためには、何に気をつければよいでしょうか？
スタッフが定期的に目視で確認をしたり、透析の経過を記録したりして、異常の早期発見に努めることが重要です。また、フロア全体を見まわし、時には患者とコミュニケーションを取りながら、ミスや患者の変化をいち早くキャッチできるように、日頃から心掛けていきましょう。

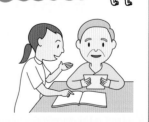

④ 透析中の離脱の実際と観察ポイント

透析中に、一時的に離脱(穿刺針を残して透析機から一時的に離れること)して、安全にトイレに行くための方法を紹介します。

🐾 排泄のための透析中の離脱

- 透析患者は水分・食事制限によって、便秘になりやすい傾向にあります。
- 下剤で排便をコントロールしている場合は、便意を催しやすい状況にあります。

> **注目！ ベッド上での排泄が原則**
>
> 透析中の排泄はベッド上で行うことが原則です。周囲への遠慮や羞恥心などの理由で、一時的に離脱してトイレに行くことがありますが、患者には、離脱は危険が多く伴うことを、しっかりと説明しておきましょう。

🐾 血液透析からの離脱方法と戻り方

- 離脱には、バイパス回路を利用する方法や置換液に置換する方法があります。ここでは、生理食塩液またはオンライン補充液で置換する方法について説明します。

1️⃣ 離脱時の必要物品

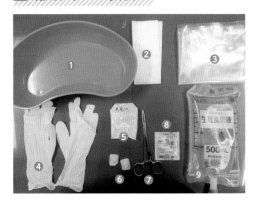

❶ 膿盆
❷ 処置シーツ
❸ ゴミ袋
❹ 手袋
❺ シャントジョイントキャップ
❻ 滅菌キャップ（2個）
❼ 鉗子（必要時）
❽ アルコール綿
❾ 生理食塩液
　（❽、❾は生理食塩液で置換する場合に使用）

2️⃣ 離脱方法

❶患者の状態と血圧を確認

- 血圧低下の前駆症状か便意かを判断し、離脱可能か見極め、必要物品を準備します。

❷手袋を装着して返血操作を開始（p.65、3章 ❺「返血操作の手順」参照）

> **根拠** 離脱時に血液を体内に戻す理由
> トイレ移動時の血圧低下を未然に防ぐことができます。
> また、回路内、ダイアライザ内の凝固を防ぎます。

❸血液回路・ダイアライザ内の血液を生理食塩液またはオンライン補充液で置換

❹ 返血操作が終了したら、静脈側回路、動脈側回路をそれぞれクランプする

❺ 穿刺針側（動脈側・静脈側とも）に鉗子をかけ、滅菌キャップを取り付ける

● 逆流防止弁付の穿刺針使用時は、鉗子は不要です。

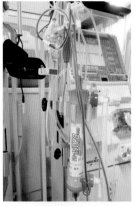

 注目！ 滅菌キャップのネジは確実に締める

緩みがあると出血の危険があるので、ネジは確実に締めましょう。また、逆流防止弁付の穿刺針使用時も穿刺針の清潔を保つために、必ずキャップを取り付けましょう。

❻ 動脈側と静脈側の回路をシャントジョイントキャップに接続し、フックにはさむ

● 回路のアクセス部は不潔にならないように対処します。

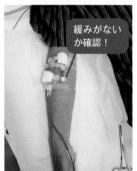

緩みがないか確認！

❼ 生理食塩液で置換した場合は、補液ラインをクランプする

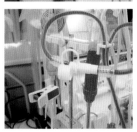

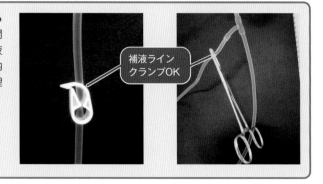

注意！ 再開時のクランプの状態を確認する

生理食塩液で置換した場合に、再開時にクランプが開放のままだと、生理食塩液が流れ、バッグ内が真空でないため、回路内に空気が入ったり、患者の体内に過剰な生理食塩液が入るため注意が必要です。

補液ライン
クランプOK

❽ トイレ前の体重測定を行う

● トイレに行く際には、車椅子を使用しましょう。トイレ使用中もときどき声を掛けて、異常がないかを確認しましょう。

 注意！ トイレに鍵は掛けない

急変時対応のため、トイレに鍵はかけないように説明しましょう。

3 トイレ終了後の戻り方

❶ トイレ終了後、体重測定を行います

● 排泄量により、置換液を破棄するか検討します。

❷ 動脈側針に鉗子をかけ、滅菌キャップを外し、逆流を確認し、動脈回路と接続

● 逆流防止弁付き針で逆流確認する際は、シリンジと生理食塩液を用いて行います。

❸ 静脈針にも鉗子をかけ、滅菌キャップを外し逆流を確認

● 静脈回路にはまだ接続しません。

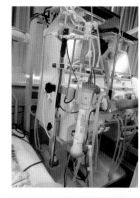

❹ 血液ポンプを作動させ、90〜100mL／分の流量で充填してある置換液を破棄

● 置換液を破棄しない場合は❺へ。

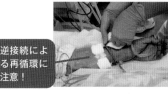

逆接続による再循環に注意！

❺ 血液ポンプを停止し、静脈側回路をクランプ、静脈側回路を静脈側針に接続、クランプを開放

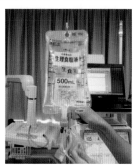

❻ 血液ポンプを作動させて徐々に血流量を指示量まで上げた後、運転スイッチを入れる

❼ テープを固定する

❽ 動・静脈側の針や回路を接続

● 逆接続や緩みがないかを確認します。

❾ 生理食塩液を使用した場合は生理食塩液のバッグを交換

❿ 患者の状態や血圧の確認

⓫ 透析時間延長と補液の患者説明

● トイレにかかったぶんの透析時間を延長し、トイレ前後の体重の差に対して補液対処や除水量調整することを説明します。

 注目！ トイレでの排泄量の計算

「排泄量＝トイレ前ートイレ後の体重」で計算し、排泄量に応じて回路内を充填している置換液を破棄するか、補液するか判断します。

 注意！ 生理食塩液は必ず新しいものに交換する

生理食塩液で置換した場合、使用した生理食塩液のままだと、返血時に量が足りなくなったり回路内に空気が入ったりするトラブルにつながります。

⓬ 透析条件やクランプの確認

⓭ ダブルチェックの依頼

● ダブルチェックでは、動・静脈側の針、回路の接続・逆接続・緩み・透析条件をもう一度確認します。

🐾 離脱によるトイレ歩行時の危険への対応

🟦 透析中血圧低下による転倒

- 原疾患が糖尿病である透析患者も多く、自律神経障害のため、起立性低血圧を起こしやすいといえます。
- 一度に大量の排便があった場合でも、急激な腹圧低下から迷走神経反射が起こって末梢血管抵抗が下がり、血圧低下を起こすこともあります。
- 転倒による骨折などの外傷だけでなく、血圧低下、めまい、ふらつきなどで倒れて、意識障害などを起こすこともあります。

注意！ 離脱中に患者が倒れた際の対応
❶看護師1人では対応せずに応援を呼びます。
❷「大丈夫ですか」と声掛けし、意識障害、悪心、嘔吐など血圧低下に伴う症状、外傷の有無を確認します。
❸車椅子または担架でベッドに移動し、臥床させます。
❹血圧・脈拍などのバイタルサインを測定します。
❺血圧低下時は下肢を挙上します。
❻嘔吐などがみられるときは誤飲を防止するため、側臥位にします。
❼血圧が低い場合は、開始操作と同様に回路をつなぎ、生理食塩液を200～300mL補液します。
❽透析の工程は停止の状態にし、血圧が安定し、意識状態や症状を確認したうえで、医師の指示を仰ぎます。

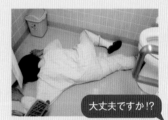

大丈夫ですか!?

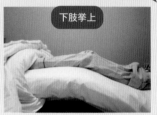

下肢挙上

🟦 離脱中の出血

- 離脱中は針を留置したままなので、不完全な固定や体動による抜針や、接続部が外れて出血する可能性があります。出血した場合には部位を確認し、落ち着いて対処しましょう。
- **接続部の緩みによる出血**：キャップのネジの締めつけを確実にします。接続部の緩みがないように、ネジの締めつけの確認を行い、テープでしっかり固定することが大切です。
- **針が完全に抜けたことによる出血**：圧迫止血を行うとともに応援を呼び、医師に報告します。患者をベッドに戻し、十分止血してから、再穿刺をします。

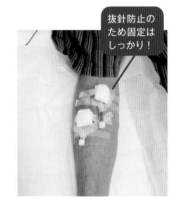

抜針防止のため固定はしっかり！

 注目！ 抗凝固薬の服用
透析患者は抗凝固薬を服用していることが多いため、転倒してけがをした場合にも出血しやすいです。

（p.62～64の写真は文献1より）

⑤ 透析終了操作の実際と観察ポイント

透析終了時操作は清潔・安全に体外循環された血液を体に戻す操作です。返血や抜針・止血、後片付けの方法を覚えましょう。

🐾 返血の方法

● 事前に手指衛生を行い、血液飛散による感染防止のため、防護具（ディスポーザブルのプラスチックエプロン、サージカルマスク、ゴーグルまたはフェイスシールド、未使用のディスポーザブル手袋）を装着します（p.80、3章❼-1の「個人防護具（PPE）着用」参照）。

1 必要物品の準備

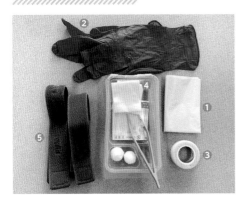

❶ 防水シーツ
❷ ディスポーザブル手袋
❸ 医療用テープ
❹ 終了用ディスポーザブルキット
　　または止血圧迫用綿球またはガーゼ
❺ 止血バンド
● 生理食塩液を用いる場合は、返血に十分な量の生理食塩液
● 必要時には、採血スピッツや注射薬

2 返血操作の手順

● 返血には生理食塩液の置換液でポンプや自然落差を利用して返血する方法と、全自動透析用監視装置を使用した方法があります。ここでは**全自動返血システムによるオンライン補充液を利用する操作手順**を紹介します。

❶ **血圧・脈拍を測定**
● 返血操作開始前の観察ポイントを確認します。

❷ **返血予定時刻であること、返血開始することを患者、他スタッフに伝える**

❸ **ディスポーザブル手袋を装着**

❹ **終了時の採血や注射薬の有無を確認**
● 注射薬の指示がある場合は「回路内注射方法」、採血指示がある場合は「透析後の採血方法」参照（次頁）。

❺ **自動返血を開始**

❻ **返血終了時のバイタルサイン・全身の状態を把握**
● 追加補充液の必要性を確認し、異常がなければ抜針・止血に移行します。

🐾 **返血操作開始前の観察ポイント**

☑ バイタルサインや意識状態などの確認
☑ 指示された透析時間が経過しているか。
☑ 透析中の指示項目が全て終了しているか。
☑ 予定した量の除水が完了しているか。
☑ 必要物品や指示された注射などの準備ができているか。
☑ 生理食塩液を使用する場合は、残量が返血に十分な量であるか。
☑ 返血操作開始後も表情や言動、血圧を十分に観察すること。

注目！ 同じ担当者が一貫して操作することを推奨！

返血操作中は患者の一般状態、穿刺部位の観察および装置モニターの監視が必要なため、担当した患者の返血から終了までを一貫して行い、途中交代、他の作業や操作を行わないことが推奨されています。

注目！ 返血操作中の観察項目

返血操作中は生理食塩液200～400mLによる置換を行うため、装置モニターの監視と、患者の一般状態・バスキュラーアクセスの観察が必要です。

● 静脈側回路のニードレスアクセスポートまたは静脈側の液面調整ラインを消毒用アルコールで消毒後、血液ポンプの流量50〜100mL／分でゆっくり投与します。

静脈側回路ニードレスアクセスポート

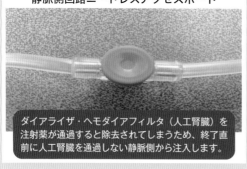

ダイアライザ・ヘモダイアフィルタ（人工腎臓）を注射薬が通過すると除去されてしまうため、終了直前に人工腎臓を通過しない静脈側から注入します。

● 動脈側回路のニードレスアクセスポートより採血を実施します。

動脈側回路ニードレスアクセスポート

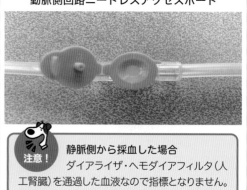

注意！　**静脈側から採血した場合**
ダイアライザ・ヘモダイアフィルタ（人工腎臓）を通過した血液なので指標となりません。

これも覚えておこう！

全自動透析用監視装置を使用しない場合
● 患者側の抜針操作と装置側の返血操作を別々の2名で行う、もしくは返血操作がすべて終了し、さらに装置側のパネルなどを触れる操作を終了した後に、動・静脈の抜針を行います。
● 返血操作ではエアー流入、静脈圧の変動を把握するため、静脈圧計・気泡検出警報などを作動しておくことなどの注意が必要です。

🐾 抜針・止血の方法

1 抜針の手順

● 生理食塩液への置換操作が終了し、患者に異常がなく、透析用監視装置と患者間で血液が往来する回路が不要になったときに抜針・止血をします。

❶返血終了後、動脈側・静脈側の血液回路を閉鎖回路にする

❷穿刺部に清潔な止血用パッドなどを貼付

● 止血用パッド付絆創膏や止血用綿球・滅菌ガーゼなどを穿刺部に貼付します。

❸抜針する

● 透析用回路・穿刺針を固定していたテープなどを外し、❷の滅菌ガーゼなどの上から抜針と同時に圧迫します。
● 抜針した針は所定の場所に廃棄します。

❹止血する

● 適切な圧力で止血するまで圧迫します（**具体的方法は、次に示します**）。

2 止血の方法

● 止血時間は、バスキュラーアクセスの種類に応じて異なります。
● 止血方法には用手止血と止血バンドを用いた方法があります。

注目！　止血が難しい場合
高齢化や糖尿病による神経障害などから自己止血が難しい場合や人工血管での止血が困難な症例もあり、透析室スタッフによる止血が行われることがあります。

注目！　止血のコツ
● 皮膚と血管のずれを意識し、両方の穿刺孔を押さえるようにしましょう。圧迫の強さは「強すぎず弱すぎず」。スリルや拍動がわかる強さで押さえましょう。
● 止血後は皮膚孔からガーゼを離し、漏血や腫脹がないことを確認しましょう。

❶ 止血の実際

● 用手止血、止血バンドによる止血のどちらも、基本的にはスリルが確認できる力で圧迫し、徐々に力を弱めていきます。

止血時シャントスリルの確認方法

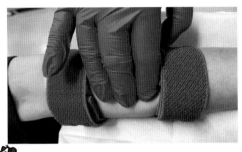 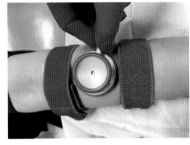

 注意! **止血や圧迫で気をつけること**
● 圧迫の力が強すぎて完全に血流を遮断してしまうと血栓によるシャント閉塞の危険が生じます。
● 高齢者など血管がもろい場合、強い圧迫により紫斑や内出血を高頻度で発症します。
● 止血の強さは、「出血しない程度、かつ、スリルを触知できる程度」です。

❷ 止血のポイント

● 皮膚の穿刺孔と血管の穿刺孔は同じ部位ではありません。皮膚・血管の双方の穿刺孔を同時に圧迫することが、確実に止血するポイントです。

皮膚と血管の穿刺孔のずれ

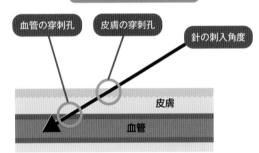

血管の穿刺孔　皮膚の穿刺孔　針の刺入角度　皮膚　血管

❸ 止血バンドの種類

● 止血までの時間はバスキュラーアクセスの種類や個人によって差があるため、実際の止血に要する時間を確認しておきましょう。

 注目! **止血時間が延長している場合**
シャント狭窄、抗凝固薬（量）、穿刺部位、凝固能について検討します。

バンド型

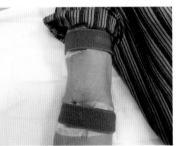

クランプ型

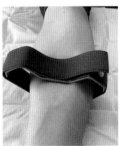

❹ 止血確認の方法

❶ 圧迫していたガーゼなどを皮膚孔からはなします。
❷ 漏血や腫脹がないことを確認してから、清潔なパッドなどで穿刺孔を保護します。
❸ シャント血流を確認します。

❺再出血時の対応

● 止血確認後も、退室時の体動などでシャント肢に力が加わり再出血を起こすことがあります。

再出血時の対応手順

❶ まず周囲に声を掛け再出血を知らせます。

❷ 清潔な手袋やガーゼで出血部位を圧迫します。

❸ 周囲に血液汚染などあれば他の患者が接触しないようにしたうえで、適切に処理します。

❹ 通常の止血方法の手順で止血を行います。

注意! **再出血時の感染対策**
● 突然の再出血は慌てますが、一人で対処せず応援を呼ぶとともに、患者や自分自身を守るために清潔な手袋を装着して対処しましょう。
● 血液で汚染したガーゼなどは感染性廃棄物として処理すること、また血液で汚染された環境物品は血液を取り除いた後に適切な薬剤による清拭が必要です。

🐾 返血操作終了後の観察

❶全身状態の把握

● 止血確認後、患者のバイタルサインを含め全身状態を把握しましょう。

❷ダイアライザ・ヘモダイアフィルタ内と血液回路内の残血の確認

● 残血の状態によっては、抗凝固薬の使用量の再検討が必要になる場合もあります。

注意! **炎症症状がある場合**
凝固能が亢進することがあります。炎症症状の有無と併せて医師に報告しましょう。

残血なしのダイアライザ

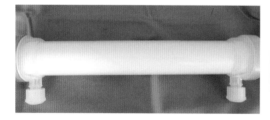

残血があるダイアライザ

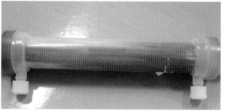

❸シャント音の確認

● シャント音に変化・異常がないことを確認します。

❹体重測定

● 透析開始前と同じ条件で測定し、目標の除水が行われたかを確認します。

注意! **目標除水と実際の体重が異なる場合**
原因を追究します。大幅な除水不足は、体外限外濾過（ECUM）を実施しなければならない場合もあります。透析前後の正しい体重測定がとても重要です。

🐾 退室・帰宅と後片付け

● 返血操作が終了し、体重測定を実施後異常がないことを確認します。

● 入院中の場合は病棟へ、外来通院の場合は自宅などへ帰宅します。

注意! **透析後の転倒事故の危険性**
透析後は、血圧の変動や疲労により転倒事故の危険性が高くなります。帰宅時の通路に障害物や落下物、床が濡れていないかなど細心の注意が必要です。

❶退室・帰宅

- 入院中の場合：病棟へ透析中の情報を提供します。
- 外来通院の場合：帰宅途中や帰宅後などに体調不良や異変を感じた際には、連絡や来院する必要があることを日ごろから指導しましょう。また、状況によっては同居家族や入所施設などへの連絡も必要となります。

❷後片付け（穿刺針の廃棄方法）

- 透析用穿刺針に金属針を使用している場合：リキャップをせずに切り離し、専用の針入れなどの耐貫通性容器に廃棄します。

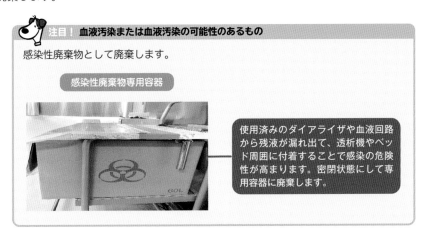

注目！ 血液汚染または血液汚染の可能性のあるもの

感染性廃棄物として廃棄します。

感染性廃棄物専用容器

使用済みのダイアライザや血液回路から残液が漏れ出て、透析機やベッド周囲に付着することで感染の危険性が高まります。密閉状態にして専用容器に廃棄します。

❸使用済みダイアライザまたはヘモダイアフィルタと血液回路の片付け方法

❶ダイアライザ・ヘモダイアフィルタの静脈側（青側）を上にし、「排液」や「回収」が可能な透析装置では、ダイアライザやヘモダイアフィルタ内の液を流します。

❷排液操作終了後、ダイアライザ・ヘモダイアフィルタの静脈側が上になっていることを確認し、静脈側カプラから外します（**写真**）。静脈側・動脈側のカプラ同士を接続し、バイパスコネクタ受けに戻します。

❸血液回路の残液が漏れないよう、クランプするなどして閉鎖回路にします。

❹血液回路が閉鎖回路になっていることを確認し、透析装置から外し、感染性廃棄物として廃棄します。

❺透析装置の外装やオーバーテーブル、ベッド周囲などは一患者終了ごとに適切な薬剤による清拭を行います。

❻リネン類は、患者ごとに交換または清拭が可能な材質の場合は適切な薬剤による清拭を行います。血液・体液が付着した場合は必ず交換します。

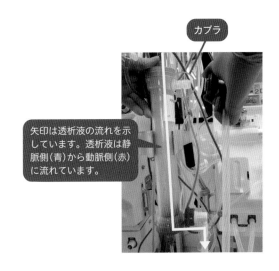

カプラ

矢印は透析液の流れを示しています。透析液は静脈側（青）から動脈側（赤）に流れています。

注目！ 汚染したリネンの処理

袋に入れて他のリネンと区別し、施設での取り決めに従って適切に処理をします。

6 バスキュラーアクセスの種類、特徴、評価

　バスキュラーアクセスは、血液透析を行ううえで必要不可欠なものです。その種類と特徴や評価の方法について学びます。

🐾 バスキュラーアクセス

- バスキュラーアクセスとは、血液透析を行うために必要な、患者側に設けるアクセス／仕組みの総称で、以前は「透析シャント」とよばれていました。

> **根拠** **バスキュラーアクセスという言葉が使われるようになった理由**
> 約90%の患者は自己血管を利用した動静脈瘻（通称シャント）を利用しています[1,2]が、高齢化や長期透析歴などによりシャント以外のアクセスを必要とする患者も増え、「バスキュラーアクセス」という言葉が用いられるようになっています。

🐾 バスキュラーアクセスの種類と特徴

- バスキュラーアクセスは血液透析患者が治療を受けるための「命綱」です。
- 透析スタッフはバスキュラーアクセスの状態が良好に維持されているか、注意深く観察することが必要です。

1 自己血管内シャント

- 自己の動静脈を吻合し、動脈から直接静脈に血液を流し込ませることで、静脈が穿刺に耐えうるアクセスとなります。
- 手首付近の橈骨動脈と橈側皮静脈を吻合することが多いですが、タバチエール（母指を伸展させたときにできる母指付け根の凹み）や肘関節付近での吻合など、バリエーションは豊富です。
- 他のバスキュラーアクセスに比べ長期使用に適しており、第1選択となりうるものです。

新人のよくあるギモン

「良好なバスキュラーアクセス」とは具体的にどういうものでしょうか？
- 長期にわたり使用でき、穿刺・止血がしやすい。
- 日常の身体活動に差しさわりがない。
- 患者・家族も管理しやすい。

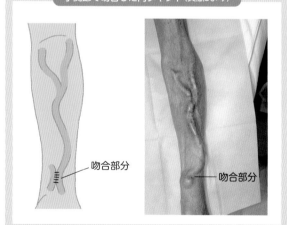

手関節で吻合した内シャント（文献3より）

吻合部分

—— 吻合部分

2 人工血管内シャント（グラフト）

- 自己静脈が細い場合や荒廃している場合などで自己血管内シャントの作製が困難な場合、あるいは作製しても穿刺が困難と予想される場合に選択されます。
- 動脈と静脈を人工血管でつなぎ合わせるもので、3種類の材質（ePTFE、PU、PEP）があります。
- 自己血管内シャントの移植部位：前腕にループ状に人工血管を移植することが多いですが、難しい場合は上腕や大腿に移植する場合もあります。

注目！

人工血管内シャントはアクセスの開存率や細菌感染症などの合併症発症率は自己血管内シャントよりも劣りますが、長期使用や生命予後の観点から後述の留置カテーテルよりも選択されます。

3 表在化動脈

- 深部を走行する動脈を皮下直下に持ち上げ、穿刺や止血を容易にする方法です。
- 多くは上腕動脈を用いますが、大腿動脈を用いる場合もあります。

注意！ 穿刺に耐えうる自己血管が存在しない場合

返血穿刺には自己静脈を用いるため、穿刺に耐えうる自己血管が存在しない場合は、選択されません。誤って表在化動脈に返血しないように気をつけましょう。

注意！ 動静脈瘻は必ず心負荷を伴う

心機能が悪い場合、シャントは心不全の原因となりえます[4]。

前腕にループ型に植え込んだ人工血管（文献3より）

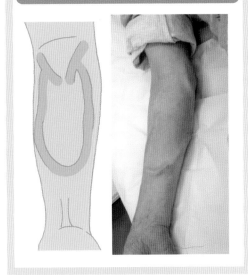

注目！ 長期使用に表在化動脈はやや不向き

血行動態は変わらないため、シャントにより心負荷や末梢循環不全が懸念される場合に選択肢となりますが、穿刺範囲が限られるため長期使用にはやや不向きです。

上腕動脈の表在化

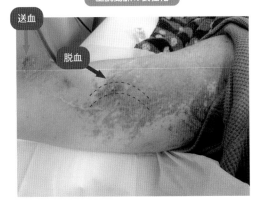

送血

脱血

4 留置カテーテル

- 緊急血液透析やバスキュラーアクセストラブル時に一時的に使用する非カフ型カテーテルと、血管荒廃などによってその他のバスキュラーアクセスの作製が困難な場合に長期的に使用するカフ型カテーテルがあります。
- 多くの場合は内頸静脈より挿入し、皮下トンネルを通して前胸部で体外にカテーテルを出します。

カフ型カテーテル

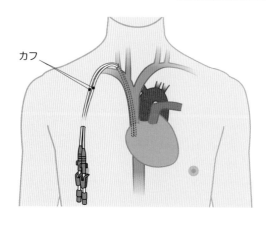

カフ

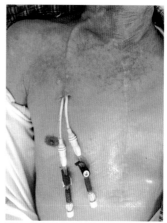

それぞれのバスキュラーアクセスには利点、欠点があり、総合的な観点から選択されます。

各種バスキュラーアクセスの選択のポイント

	自己血管内シャント	人工血管内シャント	表在化動脈	留置カテーテル
開 存	良 好	やや劣る	やや劣る	やや劣る
感 染	しにくい	しやすい	しにくい	しやすい
穿 刺	個体差	しやすい	個体差	なし
心負荷	あり	あり	なし	なし

留置カテーテルは表在化動脈と同様に血行動態を変えず、また血管穿刺の必要がないといった利点がありますが、感染症などのリスクは高いです。

根拠 自己血管シャントに比べて留置カテーテルは死亡率が高い
アクセスの種類と生命予後の検討[2] によると、自己血管を使用している患者の死亡リスクを基準に表在化動脈では約1.8倍、留置カテーテルでは約3.5倍も死亡リスクが高くなります。

🐾 バスキュラーアクセスの評価

- 透析前の視診、触診、聴診といった理学的所見や必要時の血管エコーや血管造影検査所見により、バスキュラーアクセスの機能や透析治療に問題がないか評価します。
- 血管エコーや血管造影などの検査所見は、理学的所見による、または理学的所見では判断できない問題点を評価・確認する目的において有用です。

1 理学所見

❶視　診

- シャント血管の走行を確認し、穿刺部を含むシャント肢の皮膚や、皮静脈の様子を観察します。

❷触　診

- メインとなるシャント血管の走行を確認します。
- 狭窄によるスリル触知の有無や、血管の緊満程度の変化をとらえます。

❸聴　診

- 吻合部から順に聴診し、シャント音の質の変化から問題点を探ります。

バスキュラーアクセス観察のコツ
❶ シャント肢を挙上して診察することで、より細かな変化をとらえることができます。
❷ わかりづらいときは、軽くシャント肢を駆血してみるとよいでしょう。
❸ 解剖学的知識と併せて、シャントマップ（血管走行の様子）を想像しましょう。

2 検査所見

- 検査はどれも一長一短があります。ベッドサイドでは血管エコーのメリットが大きく、その活用が望まれます。

❶血管造影
- シャント血管に造影剤を投与し、透視下に撮影をします。

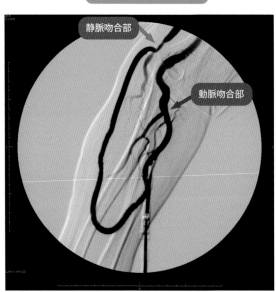

ループ型人工血管の造影

静脈吻合部

動脈吻合部

❷ 血管エコー

● 血管に対しエコーのプローブを短軸（垂直）、長軸（平行）の2方向から当てることで、立体的に血管を把握します。

短軸（垂直）の様子と血管エコー図

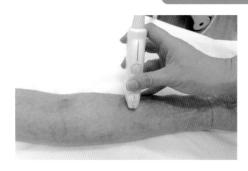 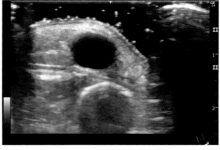

長軸（平行）の様子と血管エコー図

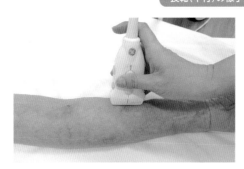 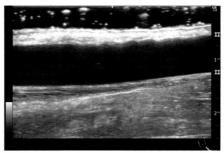

パルスドプラ

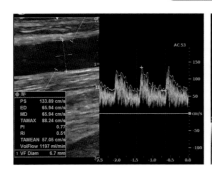 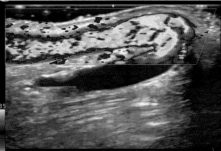

> パルスドプラにより、血流量や血管抵抗（R.I.）などの機能評価が可能で、血流の様子も見て取れます。

検査の利点・欠点

	利 点	欠 点
血管造影	● 血管全体像の把握が容易：シャント血管全体像の把握が容易です。	● 放射線、薬剤（造影剤）への曝露
血管エコー	● 低侵襲かつ扱いが容易 ● 形態学的評価が可能：血管内腔や壁、狭窄の程度などの形態学的評価が可能です。 ● 機能的評価が可能：シャント血流量・血管抵抗（R.I.）などの機能的評価が可能です。	● シャント血管の全体像の把握や他者への説明がしづらい。 ● 血管の石灰化や人工血管の材質によっては、血管内腔が評価できない。

🐾 バスキュラーアクセスの合併症

- バスキュラーアクセスは長期の使用によりさまざまな合併症のリスクがあります。
- 事前に知識をもつことで、予防や早期発見、患者指導に役立ちます。

1 過剰血流による全身的な合併症

- シャントによる心拍出量の増加に心機能が耐えられない場合：労作時息切れ、動悸、浮腫、心拡大、心電図異常などの心不全を呈します。シャントを閉鎖し、ほかのバスキュラーアクセスを選択することもあります。

 まめちしき　心拍出量とシャント血流量の関係

心拍出量は約5L／分ですが、シャント血流量が2L／分の患者は、単純に考えて、その分余計に心臓に負荷がかかることになります。虚血性心疾患や弁膜症、不整脈などにより心機能が低下した場合、心臓が耐えられなくなることは容易に想像がつきますね。

2 局所的な合併症

❶ 狭窄・閉塞

- 原因：動静脈の形、手術時の吻合の問題、穿刺時の血管荒廃、血液の乱流や渦流の影響などの原因により引き起こされます。

・狭窄部でスリルを強く触れ、その末梢の血管は緊満が強くなります。

・狭窄部のシャント音増強に注意しましょう。

新人のよくあるギモン

狭窄が疑われる際に、どんな症状や前兆がありますか？
- シャント音が弱い、狭窄音がある。
- 指示血流量がとれない。
- 止血に時間を要する。
- 末梢血管の緊満や怒張を認める。

これも覚えておこう！

狭窄・閉塞時の治療選択
バスキュラーアクセス温存の観点から、侵襲性の低い血管内カテーテル治療が選択されますが、外科的な観血的手術を必要とすることもあります。

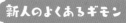 **血管造影による狭窄の部位の確認**（文献3より）

・閉塞した血管は硬く触れます。

・閉塞により皮膚が赤く腫れることもあります。

 血管エコーによる狭窄の様子

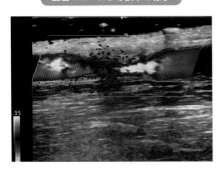

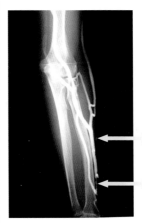

通常の血管

狭窄した血管

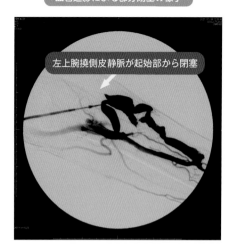

左上腕橈側皮静脈が起始部から閉塞

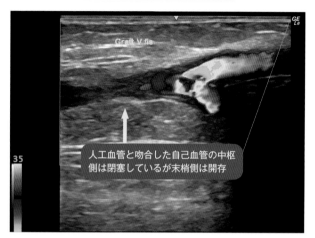

人工血管と吻合した自己血管の中枢側は閉塞しているが末梢側は開存

❷ 瘤・血清腫

- 瘤：高い圧力の動脈血が血管壁を伸展、加圧し続けることで形成されます。
- 血清腫：人工血管の壁から漏れ出た血漿が、人工血管の周囲に多量に溜まり形成されたものです。
- その他（仮性瘤など）：静脈の蛇行や分岐、静脈弁など解剖学的要因による瘤以外にも、狭窄に伴う瘤、同一部位穿刺による静脈の瘤化、穿刺部壁欠損による人工血管や表在化動脈の仮性瘤などがあります。

注意！ いずれの瘤も多くは外科的に修復する必要はありませんが、破裂や感染には注意が必要で、その場合は手術を要します。軟らかく穿刺しやすい血管は、仮性瘤の可能性もあります。

血管エコーによる仮性瘤の様子

人工血管の表層に瘤が形成されています。

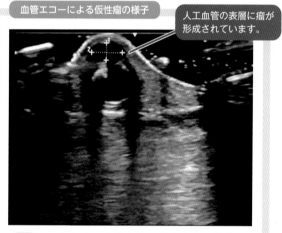

- 皮膚のテカリや色の急な変化に注意します。

❸ 静脈高血圧

- 原因：静脈の狭窄や閉塞により、シャントの血液が末梢側へうっ滞することで生じます。
- 範囲や程度：手指、手掌、前腕、上肢全体など範囲や程度はさまざまです。
- 重症の場合：重症化すると皮膚潰瘍や壊死を呈するため、狭窄・閉塞に対し血管内治療や外科的治療を行います。

注意！ シャント肢と対側肢の太さに左右差があれば、中枢側の狭窄を疑い、頸部や前胸部の皮静脈怒張などがないか確認します。

右上肢の腫脹	血管造影による狭窄部位の同定

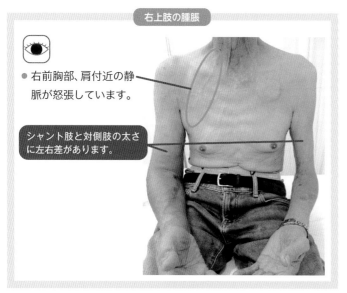

- 右前胸部、肩付近の静脈が怒張しています。

シャント肢と対側肢の太さに左右差があります。

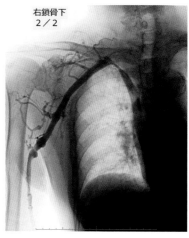

右鎖骨下
2／2

❹スチール症候群

- **原因・症状**：シャントを作ったことにより動脈末梢の血流が減少する（スチール；盗まれる）ことで、手のひらや指先に冷たさ、しびれ、痛みを伴います。
- **重症の場合**：末梢の皮膚や指が壊死してしまうため、バスキュラーアクセスの変更を選択せざるをえないこともあります。

❺感染症

- **原因**：多くの場合は同じ部位の穿刺、穿刺時の汚染、抜針後の不潔な環境が原因となります。
- **予防・ケア**：日常的な皮膚のケア、穿刺前後の清潔保持、穿刺部血腫形成予防（確実な止血）が望まれます。

注目！ 穿刺部位の観察ポイント

穿刺部位に疼痛、発赤、腫脹、排膿がないか、十分な観察をしましょう。

注意！ 敗血症などの全身の重症感染症へ進行しないよう、早急な対応が望まれます。人工血管や留置カテーテルなどの人工物や動脈の感染は重症化しやすく、特に注意が必要です。

穿刺孔からの感染（文献3より）

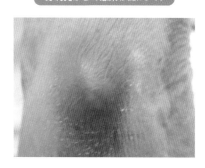

留置カテーテルカフの感染

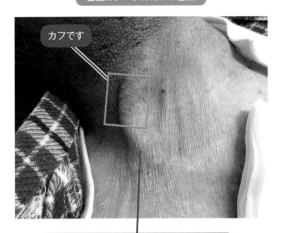

カフです

カテーテルカフを中心とした皮膚発赤を認め、細菌感染を疑います。

留置カテーテル出口部の感染

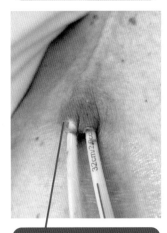

感染により皮膚の発赤や痂皮形成、滲出液や膿の排出を見ます。

留置カテーテルのトラブル

● 感染以外にも、カテーテル自体に起因する合併症があります。

 注目! カテーテル自体に起因する合併症

カテーテル屈曲や閉塞による脱送血不良、劣化や外力によるカテーテル本体の破損などです。いずれもその材質や使用状況により対処法もさまざまです。

留置カテーテルクランプの劣化による破損

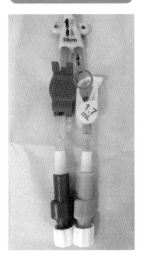

7-1 バスキュラーアクセスと穿刺の実際（自己血管内シャントの穿刺）

・自己血管内シャントの穿刺手技、感染対策、観察ポイントなどについて解説します。

自己血管内シャントの穿刺方法

- 穿刺は透析看護師にとって最も難しく、大変な手技の一つです。
- 集中力を保ち、平常心で臨み、自信をもつことが大切です。
- 患者とのコミュニケーションを図り、信頼関係を築くことも重要となります。

> **注目！ 患者ごとの血管の特徴を把握する**
> 先輩に血管の特徴を教えてもらい、穿刺します。

1 穿刺前準備

❶ 必ず石けんで手を洗い、速乾性擦式消毒薬を使用します。石けんと流水だけでは不十分であり、消毒薬では細菌数を相当数減少させることができます。

❷ その後に個人防護具（PPE）を着用してから穿刺準備をします（スタンダードプリコーションでは、ガウンまたはエプロン→マスク→ゴーグルまたはフェイスシールド→手袋〈未滅菌〉の順です）。

> **注目！ 患者指導**
> 患者にも、穿刺前にシャント肢を石けんでよく洗うように指導します。

❶ 手洗い

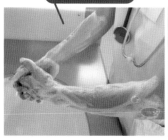
手洗いは15秒以上

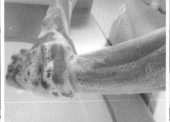

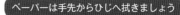
ペーパーは手先からひじへ拭きましょう

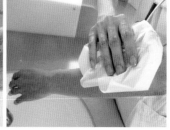

- ひじの下から手首までもていねいに洗いましょう。
- 流水で十分にすすいでからペーパーで拭きます。

> **注目！ 医療従事者の手洗いが極めて重要**
> 医療従事者の手洗いが不十分だと別の患者に感染する可能性があることを考えると、手洗いは極めて重要です。

❷ 手指消毒

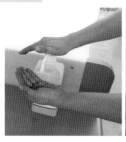

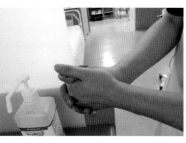

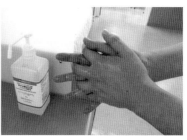

- 1噴霧（3mL）の薬液をむらなくのばし、手指全体にすり込み、特に親指、指の間、指先は不十分になりやすいので、ていねいに消毒しましょう。

❸個人防護具（PPE）着用：ガウンま
たはエプロン・マスク・ゴーグルま
たはフェイスシールド・手袋（未滅
菌）

● 透析室は血液が飛散しやすい環境です。
透析室の中の血液媒介病原体および病
原微生物は患者から医療従事者へ、医
療従事者から患者へと広がります。

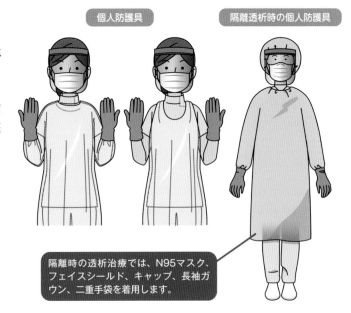

個人防護具

隔離透析時の個人防護具

隔離時の透析治療では、N95マスク、
フェイスシールド、キャップ、長袖ガ
ウン、二重手袋を着用します。

② 穿刺の必要物品

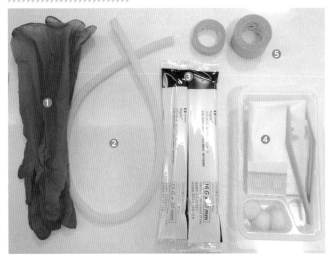

❶ 手袋（未滅菌）
❷ 駆血帯
❸ 穿刺針2本（セーフティ針；写真）
（血管・穿刺部位・血流量・静脈圧に
よって考慮）
❹ 開始用キット（消毒綿・滅菌シー
ツ・ピンセット・滅菌ガーゼ・穿刺
部保護材）
❺ テープ
● その他にごみ袋、針入れ

③ 穿刺の開始操作

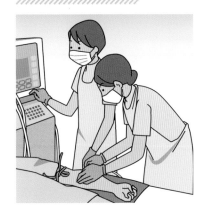

● 穿刺はナース2人で行うことが望ま
しいです。
● 穿刺時は、トラブルが起こりやすい
ので1人は穿刺操作、もう1人は機
器を操作し、共同作業で行います。
● 開始後の観察ポイント（回路、患者
側）は、p.49、3章「❷ **透析開始操
作の実際と観察ポイント**」に準じま
す。

穿刺後のセーフティ針

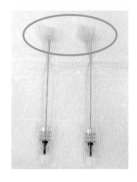

❹ 抜針の危険性のある患者用の必要物品と固定方法

● 抜針事故が起こることで失血につながるため、固定はしっかり行いましょう。

❶ 必要物品

● ドレッシング材（シルキーポアドレッシング、カテリープ®FSロール）、ネットや包帯などを使用し、包帯固定またはカバー固定などをして安全対策を行います。

❷ 固定方法

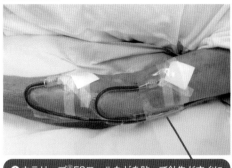

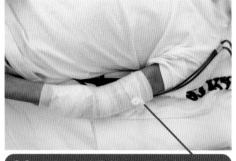

❶カテリープ®FSロールなどを貼って針先がすぐには抜けないように固定します。

❷❶の固定の上に包帯（ネットでも可）を巻いて固定します。

🐾 シャントの観察ポイント

● 視て、聴いて、触って、訊いて、異常がないことを確認します。

❶問　診：患者さんから話を聞きましょう。

☑ 痛みはないか？　　☑ かゆみはないか？　　☑ 違和感はないか？　　☑ 圧迫感はないか？

❷視　診：シャント肢をよくみましょう。

☑ 腫れていないか？　☑ 赤くないか？　　　☑ 傷はないか？　　　　☑ 出血・内出血はないか？

☑ むくみはないか？　☑ 色はどうか？　　　☑ シャント瘤はないか？

❸触　診：シャント肢に触れてみましょう。

☑ 硬くないか？　　　☑ 熱くないか？　　　☑ スリルの強さは？　　☑ 腫脹・隆起・走行は？

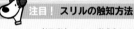 注目！ スリルの触知方法

スリル（振動）は、動脈からの血液が壁の薄い静脈に多く流れ込んだときに起きる壁の振動です。内シャント部に指を当ててスリルを確認します。

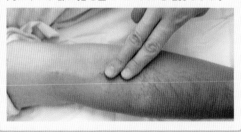

注目！ 血管の位置、走行、深さ、血流の方向を確認

手でよく確認しましょう。

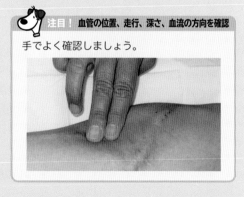

81

シャントの観察ポイント（続き）

❹聴　診：シャント音をよく聴いてみましょう。
☑ 音はあるか？　　☑ 強さは？　　☑ 狭窄音は？

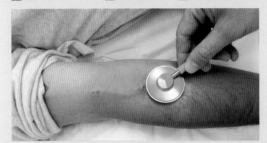

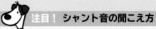 注目！ シャント音の聞こえ方

シャント音は、動脈が静脈へ流れる時に起きる「ゴーゴー、ザーザー」という低い音が聞こえます。吻合部から中枢にかけて音は弱くなっていきます。

注意！ 異常なシャント音
音の消失、小さい音、高い音、「キュンキュン、キュルキュル」と聞こえます。

 注意！ 感染徴候や狭窄音への対応

❶前回の穿刺部に発赤、熱感、腫脹、疼痛、膿などの感染徴候を確認：感染徴候がある時は医師に報告します。

❷狭窄音がする場合：医師に報告し、早めにシャントエコーで血流評価を行い、血流の状況に応じて経皮的シャント拡張術（VAIVT）など対策が必要です。

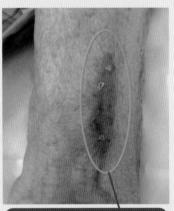

感染徴候がある場所は穿刺禁止です。

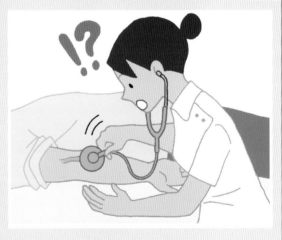

5 穿刺部位の決定

注目！ 動脈側と静脈側の穿刺部位
再循環しないために5cm以上離しましょう。

● 再循環せず、十分な血流量がとれ、返血時に圧がかからない部位に穿刺します。

❶ 穿刺しやすい太くて、真っすぐな血管を選ぶ

● 穿刺が難しい血管や上肢の動きで変動する関節付近の穿刺は避けます。

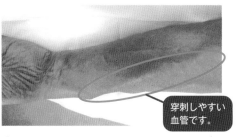

穿刺しやすい血管です。

❷ 吻合部周辺は避ける

● 吻合部周辺を繰り返し穿刺していると瘤が形成されやすく、また穿刺ミスによる内出血形成でシャント閉塞のリスクがあるため、吻合部付近の穿刺は避けます。

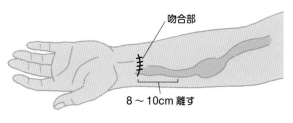

吻合部

8〜10cm 離す

❸ 同一部位は避け、穿刺部位を毎回少しずつ変える

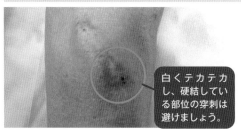

白くテカテカし、硬結している部位の穿刺は避けましょう。

● 前回穿刺した部位から5mm以上離します。
● 穿刺回数を重ねたことにより、皮膚が薄く、光っている硬結している部位は、止血不良や皮膚が荒廃する原因になるため避けます。

注意！ 穿刺に失敗したときの対応
動脈側はより吻合部側へ、静脈側は中枢側へ刺し直します。

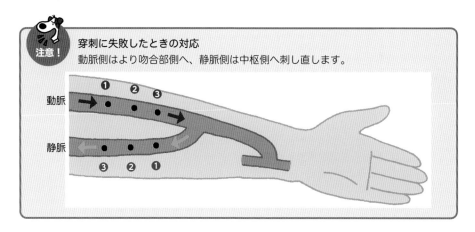

動脈
❶ ❷ ❸

静脈
❸ ❷ ❶

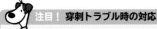

❶穿刺の順番：穿刺の順番は決まっていませんが、穿刺が難しい血管や固定が難しい血管から穿刺したほうが、万が一、失敗した場合でも次の対処が容易になります。

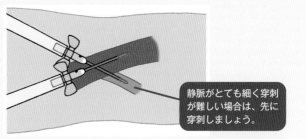

静脈がとても細く穿刺が難しい場合は、先に穿刺しましょう。

❷血流量が取りにくい場合の穿刺の向き
動脈は吻合部側に向けて穿刺したほうが十分な血流量が取れます。

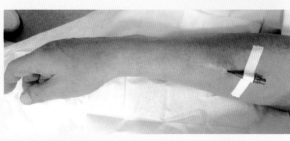

❸浮腫のある血管への対応：周りの水分を押し広げてから穿刺しましょう。

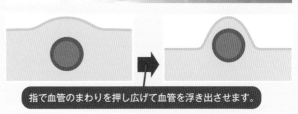

指で血管のまわりを押し広げて血管を浮き出させます。

6 消 毒

- 皮膚の脂肪や汚れなどを除き、穿刺部への細菌類の血行性感染を防ぐために行います。
- 感染を引き起こす病原体は黄色ブドウ球菌、コアグラーゼ陰性ブドウ球菌などの皮膚に付着した細菌が主です。

消毒薬

- 70%アルコール（クロルヘキシジングルコン酸塩製剤）：全般に多く使用します（アルコールにアレルギーがある患者にはほかの消毒薬を選択します）。
- 0.5%グルコン酸クロルヘキシジン（ヒビテン®、マスキン®、ヘキザック®）：肌の弱い人やアルコール過敏の人に使用します。
- 10%ポビドンヨード（イソジン®）など

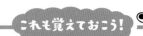

これも覚えておこう！

消毒後、穿刺が可能になるまでの時間の違い
70%アルコールは即効性があるため、消毒後すぐに穿刺できます。0.5%グルコン酸クロルヘキシジンと10%ポビドンヨードは即効性がないため2分おいてから穿刺します。

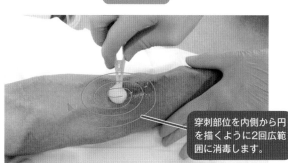

消毒の方法

穿刺部位を内側から円を描くように2回広範囲に消毒します。

7 穿刺の手技

❶ 穿刺しやすい環境を作る

❶ 穿刺を行うときは、ベッドの位置を高くして刺しやすい体勢で行います。

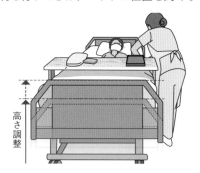

高さ調整

❷ 患者さんにも協力してもらい、腕の向きを穿刺しやすい方向に向けてもらいます。

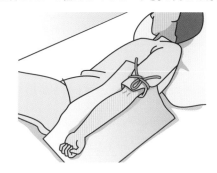

❷ 駆　血

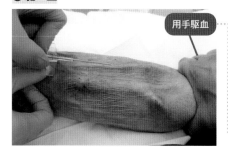

用手駆血

- 駆血帯を適切な強さで適切な位置に巻き血管を怒張させます。
- **血管壁が薄く脆弱な血管**は、強く駆血しすぎると、皮下出血の原因となります。
- **緩すぎる駆血**は、血管が十分に拡張せず、穿刺ミスの原因になります。

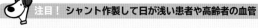

注目！ シャント作製して日が浅い患者や高齢者の血管

用手駆血を行う場合があります。

❸駆血した血管を触って弾力を感じ、内腔の形状や深さをイメージする

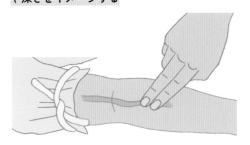

● わかりづらい血管は、「駆血・外す」を繰り返します。

❹皮膚をのばす穿刺

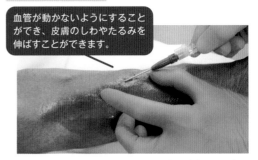

血管が動かないようにすることができ、皮膚のしわやたるみを伸ばすことができます。

● 穿刺時は針を持たないほうの母指を末梢側に伸展させ、示指を中枢側に伸展させるように固定します。

新人のよくあるギモン

穿刺の角度は何度くらいがよいのですか？
通常、穿刺角度は約30°です。それ以外にも浅い場合は15°、深い場合は45°くらいがよいといわれています。

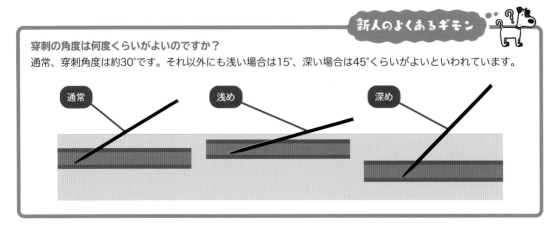

通常　浅め　深め

注意！
穿刺による血液の逆流
血液の逆流が認められたら、すぐに水平に角度を落として内筒を抜き、血管の走行に外筒を進めます。

---

❺穿刺手技の工夫と注意

● **血管はまっすぐ水平に**：小枕などを用い、血管をまっすぐ、水平になるようにします。針が血管に入った感覚を覚えましょう。

● **針は軽く、優しく持つ**：強く持つと血管に入った感覚がわかりにくいため、優しく持ちます。

● **少なくともサイドホールまでは血管内に留置する**：穿刺針にはサイドホールがあるので、刺入位置が浅いとサイドホールから血液が皮下や体外に漏出してしまいます。

● **穿刺ミス**：ミスをしたら、十分に止血をしてから再度穿刺をします。2本以上穿刺ミスをしたら無理せず、先輩と交代しましょう。

● **感染対策**：消毒した場所は絶対触らないように穿刺します。

注意！
内筒を1回抜いたら絶対に戻してはいけない
外筒の破損を起こしてしまいます。

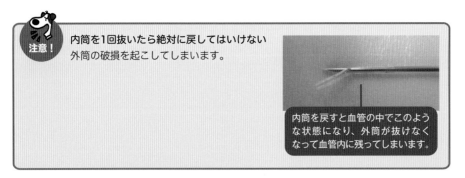

内筒を戻すと血管の中でこのような状態になり、外筒が抜けなくなって血管内に残ってしまいます。

穿刺を成功させるための大切な7箇条
❶自信が必要　　　　❷プレッシャーに負けない　　❸イメージを持つ
❹脱マイナス思考　　❺過去の針穴はミスのもと　　❻駆血と角度が大事
❼でも一番大事なのは患者とのコミュニケーション！

8 抜針・止血

❶テープを剥がすときは丁寧に少しずつ剥がす

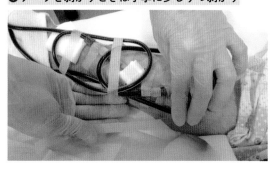

- 高齢者や長期透析患者は皮膚剥離を起こす場合があります。
- 少しずつ剥がさないと、抜針の危険性も出てきます。

❷抜　針

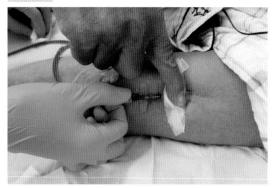

- 抜針時は穿刺部保護材貼布、止血綿、またはガーゼなどで止血点を圧迫します。
- 止血部位がずれていると出血の原因になります。

注意！ 出血の患者への影響
出血は、身体状況の悪化、不安、医療者への不信感にもつながります。

注意！ 穿刺の際のズレを考慮する
- 皮膚の穿刺孔と血管の穿刺孔のずれを考慮します。
- 血管が深い場合：止血の場所がずれることがあります。

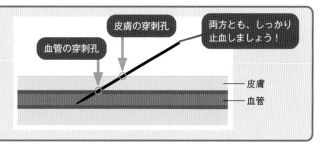

皮膚の穿刺孔

血管の穿刺孔

両方とも、しっかり止血しましょう！

皮膚
血管

❸ 止　血

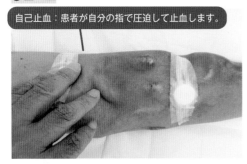

自己止血：患者が自分の指で圧迫して止血します。

- 圧迫する力は、血流を妨げない強さです。
- 止血時間は10分程度です。用手により止血し、出血がないことを確認し、さらにテープで固定します。

注意！
血腫形成とシャント閉塞
止血方法が悪いと血腫形成を起こし、腫脹した組織の圧迫により血流不全を起こし、シャント閉塞の危険性があります。

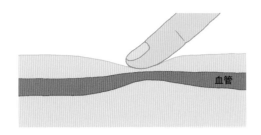

血管

- 強すぎる圧迫は血流が途絶え、凝固因子（血小板）が穿刺孔にいかず、止血時間の延長につながります。

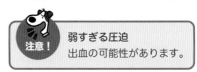
注意！
弱すぎる圧迫
出血の可能性があります。

❹ 患者指導

- 止血綿は4時間程度で外すように指導します。
- 穿刺部保護材は翌日に剥がし、シャント肢をよく洗っておくように指導します。

これも覚えておこう！

用手および止血バンドによる止血
- **用手による方法**：圧迫の強さを調整できるため、シャント作製直後や発達が不十分、陰圧、狭窄のあるシャントなどで行います。
- **バンド型**：発達したシャントに使用します（シャントが発達していないと使用できません）。
- **クランプ型**：抜針部周囲だけを点で圧迫できるため、人工血管の患者に使用できます。

| 用手固定 | バンド型 | クランプ型 |

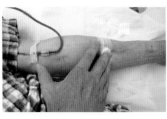 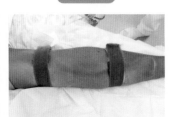 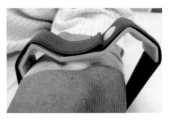

（p.79の写真、p.81の写真、p.82「シャント観察ポイント」の写真、p.85「❷駆血」の写真、p.86「注意」の写真、p.87「❷抜針」の写真、p.82〜84・86〜88のイラストは文献1より）

7-2 バスキュラーアクセスと穿刺の実際（人工血管、表在化動脈、エコー下穿刺）

人工血管の特徴と穿刺の手順、表在化動脈、エコー下穿刺について解説します。

人工血管

人工血管の特徴

- 人工血管は径が太く、穿刺も比較的容易ですが止血に時間を要します。

根拠　止血に時間がかかる理由
自己血管より血流の勢いが強いため、止血に10～15分程度かかります。穿刺部位の選択、人工血管の素材、凝固時間、高血圧などの全身状態によっても止血時間は異なります。

注目！　人工血管の止血のコツ
皮膚と血管穿刺部の直上を軽く拍動を感じる程度の強さで用手止血します。圧迫が強すぎると内膜剥離を招き、血栓形成からシャント閉塞を起こす原因になります。

- 人工血管は身体にとって異物であるため、しっかり日々の観察や管理をすることが必要です。

注意！　シャントトラブルが自己血管より多い
感染・閉塞・狭窄などのリスクが高いです。

- **人工血管の入れ方**：ループ型、ストレート型などがあります。ループ型の場合は血流がどちらから流れているのかを、しっかり確認することが大切です。

新人のよくあるギモン

リサキュレーションしてしまうと、どういう問題が起こるのですか？
図のように血液の流れとは逆に回路を接続してしまうと、再循環（リサキュレーション）を起こすため、うまく毒素が抜けず透析の効率が落ち、適切な透析ができなくなります。

脱血側：動脈 (A)

返血側：静脈 (V)

人工血管穿刺の手順と注意点

❶ 血液の流れの確認

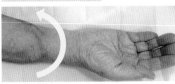

血液の流れは親指⇒小指です

❷ シャント音の確認
- 人工血管の血流に沿って聴診器を当てます。

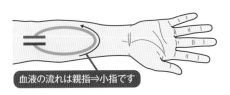

❸ シャント肢の観察

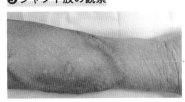

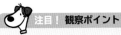

注目！　観察ポイント
発赤、腫れ、痛み、滲出液、膿などの感染徴候の有無を確認します。

89

❹穿刺部位の選択

● **広範囲に穿刺部位を選択する**：人工血管は自己修復ができないので、人工血管の損傷を防ぐためには毎回少しずつ穿刺部位をずらすなど、広範囲に穿刺部位を選択することが大切です。

● 同一部位を避け、また人工血管と自己血管のつなぎ目付近の穿刺は、極力避けます。

> **根拠** 同一部位の穿刺を避ける理由
> 同一部位への穿刺は、止血不良、瘤化や血栓形成など血管閉塞のリスクを高めます。

❺消　毒

● 感染しやすいので、消毒は広範囲に行い、清潔操作を順守します。

❻駆　血

● 穿刺時の駆血操作は不要です。

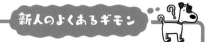

> **新人のよくあるギモン**
>
> **人工血管の穿刺時に駆血操作をしないのはなぜですか？**
> 駆血で血流を遮断すると血管に負担がかかってしまうことと、人工血管は血管径が保たれているため、駆血をしなくても血管がつぶれることなく、穿刺できるからです。

❼穿刺の向き

● **脱血側の穿刺**：血流を得やすいように血流とは逆向きに穿刺します。

● **返血側の穿刺**：血流と同じ向きで穿刺をします。

穿刺の向き

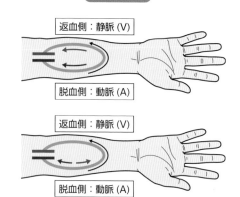

返血側：静脈 (V)
脱血側：動脈 (A)

返血側：静脈 (V)
脱血側：動脈 (A)

> **注意！** 返血側に皮静脈を使用する場合
> 返血側は人工血管ではなく皮静脈を使用することもあります。その際は、駆血が必要です。

🐾 表在化動脈

● **直接動脈へ穿刺する**：身体の深部にある動脈を皮下の浅い部位まで浮上（表在化）させ、直接動脈へ穿刺する方法です。

表在化動脈の適応

● **内シャント作製が困難な患者**：静脈の発達が乏しいことや心機能低下などにより内シャント作製が困難な患者が適応となります。

> **注目！ 聴診や駆血が不要**
> 血管吻合をしていないため、シャント音はありません。拍動を触知して穿刺部位を確認します。

> **注目！ 閉塞が生じにくく、心臓への負担が少ない**
> 既存の動脈をそのまま使用するため、閉塞が生じにくく、心臓への負担が少ないという利点があります。

> **注意！** 返血のための静脈
> 表在化動脈では、返血のための静脈として、主に皮静脈を使用します。静脈も表在化することがあります。

■ 表在化動脈の留意点

● **慎重な穿刺が必要**：血管壁が厚く、穿刺の感覚は静脈とは異なります。また、血管後壁を貫いてしまうと広範囲に皮下出血を起こすことがあるので慎重な穿刺が必要です。
● **同一部位への穿刺は避ける**：表在化できる範囲が狭いので、穿刺部位は限局される傾向にありますが、穿刺する際は毎回少しずつ針孔をずらすよう心掛けます。

根拠 同一部位の穿刺を避ける理由
同一部位の穿刺は、血管壁の菲薄化や瘤化、表在化動脈内腔の狭窄を生じます。また止血に時間を要します。

● **用手止血が基本**：動脈は血流の勢いが強いため、止血に時間を要します。用手止血が基本となり、15〜20分程度かかります。

🐾 エコー下穿刺

● エコー（超音波診断装置）を用いて穿刺部位に皮膚の上から超音波を当てて血管の状態を画像で確認しながら穿刺を行う方法です。
● 血管径・深さ・位置・血管内部・血管走行を確認しながら穿刺を行うことができます。

注目！ エコー下での穿刺の適応例
通常はブラインド穿刺ですが、血管走行がわかりにくい、血管が深い、細い、蛇行しているなどの穿刺困難な患者に対し、エコー下での穿刺を行うことがあります。

■ エコー下穿刺の実際

短軸（血管を横〈垂直〉）に切った画像

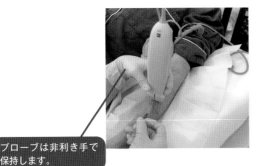

プローブは非利き手で保持します。

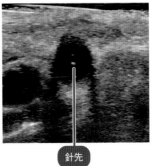

針先

長軸（血管を縦〈平行〉）に切った画像

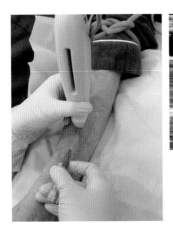

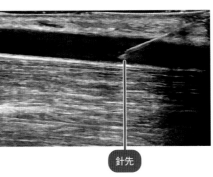

針先

針先

留置カテーテルの基本知識、注意点、開始操作・返血操作の手順について解説します。

留置カテーテルの特徴

● **種類**：カテーテルには非カフ型（緊急時短期目的）とカフ型（長期留置目的）があります。

● **カフ型カテーテルの適応**：❶自己血管・人工血管の造設不能例、❷高度の心不全症例、❸四肢拘縮、認知症などによる穿刺困難や抜針事故の危険性が高い症例、❹小児血液透析例

● **多くの場合で右内頸静脈より挿入**：右内頸静脈より挿入し、皮下トンネルを通して前胸部でカテーテルを出します。カテーテルの先端は右心房内に留置されています。

注意！ 留置カテーテルは感染が起こりやすい
血管内に留置したカテーテルが体外との連絡口になっているため、感染には十分な注意が必要です。

留置カテーテルの合併症

❶出口部感染・皮下トンネル感染

❷カテーテル内感染

❸カテーテル内血栓形成による脱血不良、静脈圧上昇

❹カテーテル断裂・切断

留置カテーテル

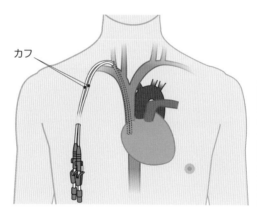

カフ

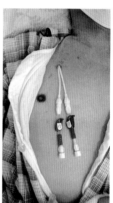

新人のよくあるギモン

患者が自分で留意カテーテルを管理できない場合はどうするのですか？
高齢夫婦世帯の患者や1人暮らしで目が不自由などといった理由で自己管理ができない場合、必要に応じて介護保険などを通じて訪問看護師にカテーテル挿入部の消毒・観察を行ってもらうなどを検討します。
このような介助が必要になるケースは増加しています。

留置カテーテルの観察ポイント

☑ **カテーテル出口部の観察**：発赤、滲出液、排膿はないか。カテーテル挿入部の痛み、熱感はないか。

☑ **感染徴候の観察**：発熱、悪寒、戦慄はないか。全身状態は悪くないか。

☑ **カテーテルの観察**：カテーテルの変色や破損はないか。カテーテルにドレッシング材やテープの糊は付着していないか。

☑ **透析中の静脈圧の観察**：脱血不良はないか。静脈圧は正常か。開始前のポンピング時に抵抗はないか。

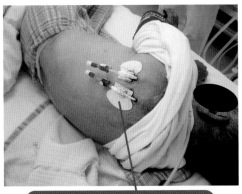

背部への出口部作製（文献1より）

カテーテルの自己抜去を防ぐ目的で、出口部を背部に作製することがあります。

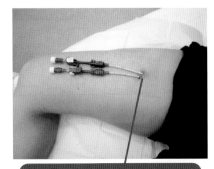

大腿部への出口部作製（文献1より）

カテーテル感染を繰り返す場合などでは、出口部を大腿部に作製することがあります。

🐾 留置カテーテルの開始操作

1⃣ 開始操作の必要物品

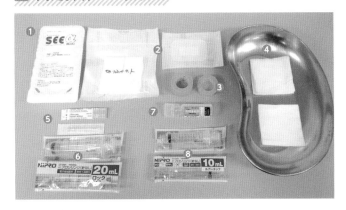

❶ 消毒セット
❷ 滅菌ガーゼまたはドレッシング材
❸ 固定用テープ
❹ ガーゼ入り膿盆
❺ 18G針2本
❻ 20mLロック式シリンジ2本
❼ 生理食塩液20mL
❽ 10mLシリンジ2本

2⃣ 開始操作の手順

❶開始前の物品準備を行う

❶ 手洗い後、個人防護具（PPE）を着用します。
❷ 開始前に必要物品の準備をします。20mLロック式シリンジ2本に生理食塩液を10mLずつ吸い上げます。

❷カテーテル挿入部の処置

❶ カテーテルから静かにガーゼを剥がします。
❷ カテーテルの挿入部の観察を行います。

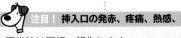
注目！ 挿入口の発赤、疼痛、熱感、排膿の有無を確認
異常時は医師へ報告します。

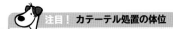
注目！ カテーテル処置の体位
開始操作と返血操作におけるカテーテルの処置は、基本的に仰臥位で行います（**次頁のコラム「新人のよくあるギモン」参照**）。

❸ 挿入部を消毒します（中央から円を描くように、**p.85「消毒の方法」参照**）。
❹ 滅菌スリットガーゼ・滅菌ガーゼで保護します。

❸接続部の処置を行う

❶接続部の下に滅菌シーツを敷き、滅菌ガーゼを置きます。

❷キャップを外します。

❸接続部の消毒をします。

注意！ カテーテル接続部の消毒は下向きで
接続部に消毒液が入らないように、下向きにして行います。

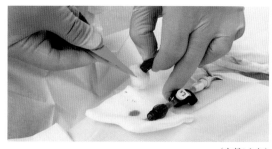

（文献1より）

新人のよくあるギモン

なぜカテーテルの処置は仰臥位で行うのですか？
カテーテル内は陰圧であるため、カテーテルが開放された状態（クランプの開放・キャップの外れ）となった場合、出血ではなく空気が流入します。万が一、空気が流入した場合は、早急に「左側臥位＋低頭位」をとります。その際に、坐位から左側臥位にすると時間がかかるため、あらかじめ仰臥位で処置を行うことが望ましいです。空気が流入して空気塞栓が生じた場合は、患者を左側臥位にして心臓へ空気を送り、肺動脈から空気が吸収されるように努めます。また、脳血管での空気塞栓の発生を防ぐため、患者に頭を低くした体勢をとらせます。

❹カテーテル内血栓の吸引除去

❶10mLシリンジで、カテーテル動脈側・静脈側に充填してあるヘパリンを吸引します。膿盆の中にガーゼを置き凝血の確認をします。

❷生理食塩液10mL入りの20mLシリンジでポンピングし、動脈側・静脈側の逆流・抵抗を確認します。

❸カテーテルのクランプを閉じます。

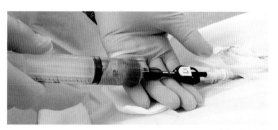

（文献1より）

注意！ 吸引除去で気を付けること
● カテーテル内の抵抗が強い場合：シリンジが外れ血液が曝露しないように、ルアーロック式シリンジを用います。
● 凝血や吸気の混入：吸引された凝血がカテーテル内に入らないように、また空気の混入にも気をつけます。

❺透析開始操作を行う

❶動静脈側回路を接続し、カテーテルクランプを開放、血流ポンプを回します。

❷透析装置の運転を開始します。

❻回路をテープで固定する

> カテーテルが動かないように固定する。直接テープは貼らない。

> ロックリングの真下を、細テープでΩ固定する。

> 挿入口をガーゼで覆う創の状態にあった保護材を選択する。

> カテーテルの凸凹による皮膚への刺激防止のため、適宜ガーゼを敷く。

> 回路は体幹に沿わせて、数箇所テープ固定し、衣服の上に出す場合も、しっかり固定する。

> ロックリング下部回路を、太テープ固定または八の字固定する。

👣 留置カテーテルの返血操作

1 返血操作の必要物品

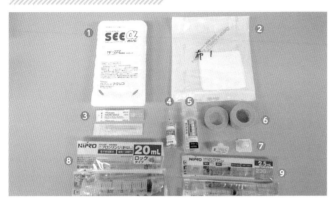

1. 消毒セット
2. 滅菌ガーゼ
3. 18G針2本
4. ヘパリン加生理食塩水
5. 生理食塩液20mL
6. 固定用テープ
7. コネクタキャップ
8. 20mLロック式シリンジ2本
9. 針付2.5mLシリンジ2本

2 返血操作の手順

❶ 返血の物品準備

❶ 手洗い後、個人防護具（PPE）を着用します。

❷ 返血前に必要物品の準備をします（20mLロック式シリンジ2本に生理食塩液10mLずつ、2.5mLシリンジ2本にヘパリン2,500単位ずつ用意します）。

❸ 体位は、基本的には仰臥位で行います（**前頁のコラム「新人のよくあるギモン」**参照）。

❷ カテーテルの固定を外し、シーツを敷く

❸ 返血操作を行う

❹ 返血後、回路のカテーテルクランプを止め、透析回路を外す

❶ 接続部の消毒をします。

❷ 生理食塩液10mL入りの20mLシリンジで、動脈側・静脈側をそれぞれ洗浄します。

❸ ヘパリン2,500単位をカテーテルの動脈側・静脈側にそれぞれ充填します。

❹ カテーテルクランプをし、コネクタキャップを閉めます。

注意！ **カテーテル接続部の消毒は下向きで**
接続部に消毒液が入らないように、下向きにして行います。

❺ 清潔なガーゼでカテーテルをくるみ、身体にテープで固定する

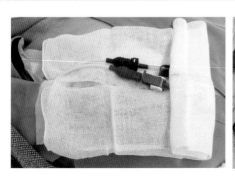
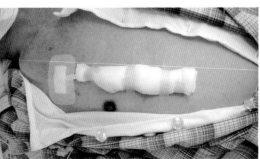

（左の写真は、文献1より）

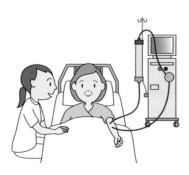

4章

血液透析中のトラブルと対応

① 身体症状に関するトラブル

　血液透析は血液を体外循環させる治療であるため、トラブルが発生すれば重篤な状態に陥る可能性があります。安全・安楽な治療のためには、危険を予測して異常の早期発見・対応を行うことが大切です。痛みや比較的短期間で起こりやすい合併症への対応についても解説します。

❀ 透析中の緊急・急変時の対応[1]

1 不均衡症候群

原　因	症状・観察ポイント	対処・予防
・透析による急激な老廃物除去で、血液中と細胞内の濃度差が生じる ・透析効率の影響	・透析導入期にみられる合併症（頭痛、悪心、嘔吐、全身倦怠感）が出現します。多くは自然回復し、透析後半から終了後24時間近く持続することもあります。 　注目！脳の不均衡症候群 脳圧亢進や頭蓋内圧亢進の症状が出現します。 ・重篤な場合は、痙攣、見当識障害、昏睡を伴うことがあります。 　注意！意識障害での観察ポイント 嘔吐による誤嚥などに注意します。	・小面積のダイアライザへの変更、血流量を下げる、短時間透析にするなど、条件を緩和します。 ・症状が強い場合は、頭痛薬や制吐薬を内服します。 　注意！改善しない場合 除水のみを行うか、透析を一時中止し、高浸透圧液の投与を検討します。 　注目！予防対策 透析条件を見直し、緩徐な透析を検討します。

2 呼吸困難

原　因	症状・観察ポイント	対処・予防
・体液過剰による浮腫 ・うっ血性心不全	・起坐呼吸を呈し、咳嗽、泡沫の喀痰、湿性ラ音聴取、喘鳴を伴います。 ・胸部X線で肺野を確認（心胸比・肺うっ血の有無）します。 　注目！観察ポイント 体重増加量を確認します。心不全状態では、血圧の低下、酸素飽和度の低下、チアノーゼを伴います。	・起坐位、ファーラー位など安楽な体位をとり、速やかに除水します。 　注意！改善しない場合 酸素を投与します。低酸素を伴う場合は、意識がもうろうとしているため、転倒・転落に注意します。 　注目！予防対策 適正なドライウエイトを検討し、水分管理を指導します。

3 不整脈

原　因	症状・観察ポイント	対処・予防
● 循環血液量の減少 ● 高カリウム血症	● 過剰な除水により、頻脈性不整脈や、随伴症状として透析後半の血圧低下、動悸、胸痛などが出現しやすくなります。 ● 高カリウム血症が著しい場合は、透析開始時からの徐脈と、心電図で尖鋭T波が認められ、四肢、口唇のしびれや全身倦怠感などの症状が出現します。 **注目！ 観察ポイント** 持続時間、出現頻度を確認します。	● 除水速度、血流量を下げ、透析条件を緩和します。補液し、循環血液量を補います。 ● 高カリウム時は、速やかに透析を行います。 **注意！ 高カリウム時** 心室性期外収縮を起こしやすいので注意します。 ● 抗不整脈薬などの薬剤を投与します。 **注目！ 予防対策** ドライウエイトを見直し、カリウム吸着薬の服用を検討し、カリウムなどの食事指導を行います。

4 血圧低下

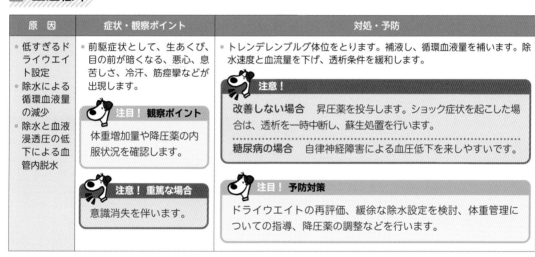

原　因	症状・観察ポイント	対処・予防
● 低すぎるドライウエイト設定 ● 除水による循環血液量の減少 ● 除水と血液浸透圧の低下による血管内脱水	● 前駆症状として、生あくび、目の前が暗くなる、悪心、息苦しさ、冷汗、筋痙攣などが出現します。 **注目！ 観察ポイント** 体重増加量や降圧薬の内服状況を確認します。 **注意！ 重篤な場合** 意識消失を伴います。	● トレンデレンブルグ体位をとります。補液し、循環血液量を補います。除水速度と血流量を下げ、透析条件を緩和します。 **注意！** 改善しない場合　昇圧薬を投与します。ショック症状を起こした場合は、透析を一時中断し、蘇生処置を行います。 糖尿病の場合　自律神経障害による血圧低下を来しやすいです。 **注目！ 予防対策** ドライウエイトの再評価、緩徐な除水設定を検討、体重管理についての指導、降圧薬の調整などを行います。

5 アレルギー

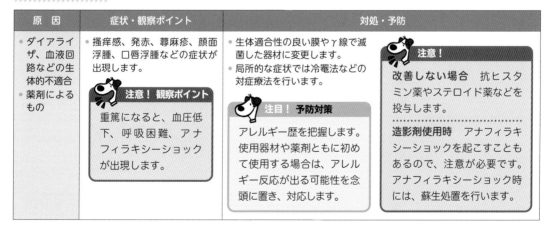

原　因	症状・観察ポイント	対処・予防
● ダイアライザ、血液回路などの生体的不適合 ● 薬剤によるもの	● 搔痒感、発赤、蕁麻疹、顔面浮腫、口唇浮腫などの症状が出現します。 **注意！ 観察ポイント** 重篤になると、血圧低下、呼吸困難、アナフィラキシーショックが出現します。	● 生体適合性の良い膜やγ線で滅菌した器材に変更します。 ● 局所的な症状では冷罨法などの対症療法を行います。 **注目！ 予防対策** アレルギー歴を把握します。使用器材や薬剤ともに初めて使用する場合は、アレルギー反応が出る可能性を念頭に置き、対応します。	**注意！** 改善しない場合　抗ヒスタミン薬やステロイド薬などを投与します。 造影剤使用時　アナフィラキシーショックを起こすこともあるので、注意が必要です。アナフィラキシーショック時には、蘇生処置を行います。

6 出　血

原　因	症状・観察ポイント	対処・予防
・体外循環の接続の外れや抜針 ・脳血管や、消化管などからの出血	・抗凝固薬を使用しているため、大量出血を起こしショック状態となる危険性があります。 **注目！ 観察ポイント** 貧血データ、吐血や下血の有無を確認します。刺入部、血液回路の接続部を確認します。出血している場合は、量や出血した時期を確認します。 **注意！ 返血時の観察ポイント** 突発的な意識障害、片麻痺、瞳孔不同など、症状を観察します。特に循環動態が変動しやすい返血時は注意します。	・血液回路側からの出血は、速やかに血液ポンプを停止し、出血の原因を特定します。 ・返血前に血圧上昇があれば、頭部挙上し、血流量を下げてゆっくり返血します。 **注意！** 著明な血圧上昇の場合　降圧薬を投与します。 抗凝固薬を内服している場合　不整脈による出血リスクが高まります。 **注目！ 予防対策** 透析中に穿刺針や回路の接続確認を行います。透析開始前に出血が疑われる場合は、抗凝固薬の変更や減量を検討します。

🐾 痛みへの対応[1]

- 透析患者は「透析を受けなければならない」ことに加え、頭痛、胸痛、透析中の血管痛や穿刺部の痛みなど、さまざまな痛みによる苦痛を抱えています。
- 痛みは治療や生活を不快なものにし、QOLを低下させるだけでなく、生命を脅かす要因でもあります。そのため早期発見に努め、患者の状態や訴えから痛みの程度を判断し、適切に対処することが大切です。

注目！ 痛みが出現する共通の原因と対応

除水が多いことによる循環血流量の減少が挙げられます。除水量を増やさないためには、許容される体重増加量などを患者に説明します。

1 穿刺部痛、血管痛

原　因	対処・予防
・穿刺による血管壁への刺激 ・緊張による血管の攣縮 ・穿刺ミス ・シャント閉塞の前駆症状 ・シャント血管の感染 ・静脈の狭窄や硬化 **注目！ 静脈の狭窄や硬化がある場合** 静脈側返血により血流が増し、血管が伸展・拡張するために痛みを生じます。	・体外循環量を減らします。穿刺部周囲に冷・温罨法を行います。麻酔薬テープの使用を検討します。 ・エコーで血管を確認し、問題があれば血管拡張術を検討します。 **注目！** 心因的要因　穿刺の痛みに対して、心因的要因が影響している場合は、患者の訴えを傾聴し、声掛けを行います。 予防対策　シャント肢のマッサージ、安楽な体位の工夫、消炎鎮痛薬の内服などを検討します。 **注意！ アスピリンの抗血小板作用** 消炎鎮痛薬にアスピリンを服用しているときは、抗血小板作用による出血が出現しやすいです。

② 筋痙攣

原　因	対処・予防
<ul><li>透析による急激な除水や血圧低下、除水量が多い</li><li>電解質のバランス、浸透圧の変動に伴う筋肉の脱水</li></ul> **注目！ 下肢の筋痙攣** 下腿の腓腹筋に生じることが多く、下肢の冷えでも起こります。	<ul><li>血圧低下があれば除水量を下げ、補液を施行して血管内容量を増加させます。</li><li>極めて強い痛みを伴うので、発生時は迅速に、痙攣部位の伸展、温罨法、マッサージなど施行し、回復しない場合は、芍薬甘草湯の内服や医師の指示のもとで薬剤投与します。</li></ul> **注意！ 起こりやすい時期** 透析後半や終了間際に多くみられます。 **注目！ 予防対策** 体重増加予防に塩分制限や水分管理を指導します。

③ 頭　痛

原　因	対処・予防
<ul><li>透析導入期は不均衡症候群によるものが多い</li><li>血圧の上昇（特に、ドライウエイトの設定が緩い場合）</li><li>脳内出血などの血管障害</li></ul>	<ul><li>不均衡症候群は、「① 不均衡症候群（p.98）」を参照。</li><li>高血圧ではドライウエイトを見直し、体液過剰の場合はドライウエイトを下げます。それでも高値なら、降圧薬による血圧コントロールを検討します。</li><li>対症療法として、頭部の挙上や鎮痛薬を使用します。</li></ul> **注意！ いつもと違う激しい痛みがある場合** 脳梗塞や脳出血、髄膜炎を疑います。抗凝固薬を使用しているので、特に脳出血に注意します。

④ 腹　痛

原　因	対処・予防
<ul><li>虚血症状による便意</li></ul> **根拠　虚血により便意が起こる理由** 過度な除水や血圧低下によって、腸管の循環血液量が減少すると虚血を来し、虚血症状による便意で腹痛を訴えることがあります。 <ul><li>消化管出血</li></ul> **注目！** 透析患者は出血傾向にあるため、消化管出血を起こしやすいです。 <ul><li>便秘</li></ul>	<ul><li>血圧低下がある場合は、除水量を下げ、補液を行います。</li></ul> **注目！ 水分・塩分摂取量を見直す** 体重増加量を3〜5％以内に抑えられるように、水分・塩分の摂取量への注意を促します。 <ul><li>悪心・嘔吐の有無、吐物や便の性状を確認します。</li><li>下剤服用の調整を行い、排便をコントロールします。</li></ul> **注目！ 下剤服用の時期** できるだけ透析前日は避けます。　 **注意！ 改善しない場合** 他の疾患を考慮し、精査を検討します。

⑤ 胸　痛

原　因	対処・予防
<ul><li>狭心症などによる心疾患</li></ul> **注目！** カルシウムやリンのコントロール不良により、血管の石灰化が進行することで胸痛を訴えることがあります。 <ul><li>血圧低下に伴うもの</li></ul>	<ul><li>モニターチェックまたは心電図で狭心症所見があれば、ニトログリセリン（ニトロペン®）を投与します。除水量を下げ、補液を施行し、場合によって透析を終了します。</li><li>血圧低下時は、下肢を挙上し、除水量を下げ、補液を施行します。また、血圧低下の予防には、体重増加量を抑えるよう指導します。</li><li>カルシウム・リンのコントロールのための食事指導を行います。</li></ul> **注意！ 改善しない場合** 重大な病変の徴候を考慮し、精査を検討します。

🐾 その他の症状[1]

● 透析に伴う合併症は、長期透析により生じるものと、比較的短期から出現するものがあります。

1 悪心・嘔吐

原　因	対処・予防	
● 除水過多による血圧低下 ● 不均衡症候群 ● 透析膜や抗凝固薬などによるアレルギー反応 ● 原因は、多岐にわたる。	● 不均衡症候群は「1 不均衡症候群（p.98）」、血圧低下は「4 血圧低下（p.99）」を参照。 ● 嘔吐時は、誤嚥を防ぐため顔を横に向けます。 ● ダイアライザ、抗凝固薬の変更を検討します。 ● 消化管出血が疑われる場合は、抗凝固薬を変更します。	🐕 **注目！ 嘔吐物の性状を観察** 消化管出血も考えられるため嘔吐物の性状を観察します。

2 かゆみ

原　因	対処・予防
● 尿毒症物質の蓄積 ● 回路固定用テープ類によるかぶれや乾燥など ● 内因性オピオイドの関与 🐕 **根拠　内因性オピオイドの産生** 体内（脳）で産生される「内因性」のオピオイドは、透析患者のかゆみに関与していると考えられています。	● 透析不足を防ぐために、治療条件の見直しを行います。 ● 食事や服薬の指導でカルシウム・リンの摂取量を調整します。 ● テープかぶれがある場合、低刺激のテープに変更します。また同一部位への穿刺を避けます。適宜、スキンケア指導を行います。 ● 状況により、抗ヒスタミン薬やステロイド薬の使用を検討します。 🐕 **注目！ 心理的負担も考慮して日常生活指導を行う** かゆみによるストレスは搔破行動を助長します。

3 下肢のムズムズ感（レストレッグス症候群）

原　因	対処・予防
● 神経伝達物質であるドーパミンの機能低下 ● 尿毒症物質の蓄積 ● 明らかな原因は不明	● 夜間や安静時に起こりやすく、マッサージや、冷・温罨法を行ったり、足を動かしたりします。 ● 透析効率が不十分な場合は、治療条件の見直しを行います。 🐕 **注目！ 改善しない場合** 睡眠薬、抗不安薬、ドーパミン機能促進薬、クロナゼパム投与の検討を行います。

4 便　秘

原　因	対処・予防
● 水分や食事の制限 ● リン、カリウム吸着薬内服による副作用	● 排便の状況、便の性状、下剤の服用状況を確認し、下剤の服用方法について調整します。 ● 腸蠕動運動促進のため、適度な運動、腹部マッサージや温罨法などの対症療法を指導します。 🐕 **注目！ 予防対策** リンやカリウムの摂取量を調整して、吸着薬の内服量を抑えられるように、食事指導を行います。

5 血糖の変動

原　因	対処・予防	
● 不規則な食事 ● 指示通りの薬物療法が実施できていない ● 過度な運動	● 日頃の食事時間や食事量・内容の確認を行うとともに、薬物療法や血糖測定ができているか確認し、適宜、食事指導を行います。 🐕 **注目！ 低血糖症状がある場合** 対応方法や、ブドウ糖の常備を指導します。	🐕 **注意！著しい変動がある場合** 薬物療法の内服量やインスリン量を確認し、調整を行います。

② 透析中の機械警報の意味と対応

透析機器の警報の「意味・原因・予防・対処」について解説します。

🐾 透析用監視装置の異常（文献1より引用改変）

- 装置はモニターしている情報が設定値範囲を超えると警報を発し、動作を停止します。
- 警報発生時には、ブザー音とともに表示灯が赤く点灯して報知します。

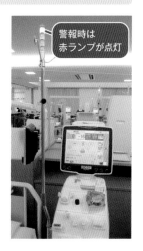

警報時は
赤ランプが点灯

注意！　警報発生時に気をつけること
警報が発生した場合、警報の原因を確認して対処するまで治療を再開させてはいけません。あわてずに、状況を確認して、装置の故障の場合は、臨床工学技士に点検を依頼します。

🐾 主なトラブルと対応（文献1より引用改変）

1 血液の警報

警報・異常	原　因	予防および対応
静脈圧警報	・体動による穿刺部や回路の屈曲 ・クランプの開け忘れ	・正しい血液回路の取り回し ・回路セッティングの確認
気泡警報	・穿刺部接続不完全 ・脱血不良	・回路セッティングの確認 ・穿刺部の確認

注意！　血液の警報発生時
装置は「血液ポンプ停止」になり、血液はダイアライザには流れません。

新人のよくあるギモン

なぜ静脈側だけでなく動脈側の気泡警報もあるの？
気泡の監視は静脈側だけでなく、動脈側にも行われており、現在は返血も自動化されているため、動脈側返血時に気泡の混入を防止しています。動脈側を監視することで脱血不良を早期に発見できます。

2 透析液の警報

警報・異常	原　因	予防および対応
透析液警報	・ダイアライザホースや排液ホースの屈曲や詰まり	・ダイアライザホースや排液ホースの取り回し
濃度異常	・透析装置の原液ポンプの故障 ・溶解装置の故障 ・溶解装置への粉末補充間違い	・治療前に電解質、浸透圧測定実施 ・透析装置の日常点検実施 ・原液室を補充間違いを防ぐレイアウトに変更

警報・異常	原　因	予防および対応
除水異常	• 除水コントローラーの故障 • 密閉系のバランス異常	• 透析装置の定期点検実施
透析液清浄化異常	• エンドトキシン捕捉フィルタ（ETRF）の破損 • 溶解装置の不潔操作 • 透析装置の消毒不足	• ETRFの定期交換 • 溶解装置への粉末補充時の清潔操作 • ダイアライザカプラの洗浄 • 十分な装置洗浄の実施 • 透析液停滞時間の短縮

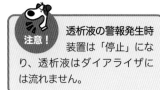

注意！　透析液の警報発生時
装置は「停止」になり、透析液はダイアライザには流れません。

3 血液・透析液の警報

警報・異常	原　因	予防および対応
漏血警報	• ダイアライザ破損 • エアーによる誤警報	• プライミング時の異常の有無の確認 • 十分なプライミング実施

新人のよくあるギモン

漏血警報では、なぜ「血液ポンプ」と「透析液」が両方停止になるの？
漏血警報は、ダイアライザの中空糸が破れ、血液が透析液側に漏れ出た時に発生します。補充液の管理基準値を満たしていない透析液の場合は、エンドトキシンや細菌が血液に混入し、発熱や血圧低下などを引き起こす原因となるためです。

🐾 その他のトラブル（文献2より引用改変）

1 血液凝固のトラブル

原　因	対　策
• 凝固塊の好発箇所として、血液回路の分岐部やエアートラップチャンバーなど血液の流れが乱流を起こす可能性がある部分があります。 • 他の原因として抗凝固薬の不足や脱血不良によるもの、全身の炎症による凝固能の亢進などが考えられます。	• 可能であれば返血を行い、ダイアライザと血液回路を交換します。 • 凝固能の確認のため活性化凝固時間（ACT）を測定します。 **注意！ 返血に注意** 無理に返血しようとすると溶血を起こす危険があり、注意を要します。

2 出血のトラブル

原　因	対　策
• 穿刺トラブルによる血腫の形成、透析終了後の再出血などもありますが、最も出血量が多くなる可能性があるのは抜針・回路離断によるものです。 **注目！ 抜針事故の場合** 静脈圧で警報が鳴らないケースもあります。	• 再出血の場合は穿刺口を確認し止血を再度行います。 • 穿刺針の抜針の場合は原因分析を行い、回路固定に問題があるようなら固定方法の見直しが必要です。 **注目！ 認知症などで自己抜針が原因の場合** 穿刺部に対しプロテクターを使用するなどが効果的です。

3 血液再循環のトラブル

原　因	対　策
● 穿刺部の誤りや穿刺部位が近すぎる、あるいはバスキュラーアクセス（VA）の中枢部に狭窄があるなどの場合には血液が逆流してしまう現象が起こり、透析された血液を動脈側の穿刺針で再吸引してしまいます。	● 接続間違いでは、再循環が起こらないように接続を直したり、場合によっては再穿刺が必要になります。 **注目！　VAそのものの問題の場合** 早めに血管造影などで血管の状態を確認し、経皮的シャント拡張術（VAIVT）やVAの再造設を検討する必要があります。

4 止血不良のトラブル

原　因	対　策
● 圧迫する穿刺孔がずれている ● 皮膚が薄いところを穿刺した ● 穿刺部より中枢側の血管の狭窄 ● 抗凝固薬の過剰投与 ● 高血圧や凝固能異常　など	● 圧迫部位と穿刺孔の位置にずれがないことを確認し、止血するまで用手的圧迫を行います。また、それぞれの原因に合わせた対策が必要です。

5 穿刺ミスのトラブル

原　因	対　策
● 駆血時の位置や強さ ● 血管の走行観察不足 ● 穿刺時の体勢、穿刺技術の未熟さ ● 血管選択の誤りなど	● 最も重要なことは、穿刺ミス時に血管の内外に凝結塊をつくらないことです。 ● 内出血ができたときは圧迫により周囲に分散させると吸収が早くなります。 ● エコーを使用して再穿刺する方法もあります。 ● 駆血をするときは失敗箇所から出血しないように介助者に圧迫してもらうことも重要です。 **注目！　予防対策** 患者に与える苦痛だけでなく、内出血や血腫の形成などバスキュラーアクセス（VA）閉塞のリスクを常に意識しましょう。VAを日常的に観察し、血管の走行、狭窄部の有無などに気を配ることは、穿刺部の選択に役立つだけでなく、VA閉塞の徴候を把握するためにも重要です。

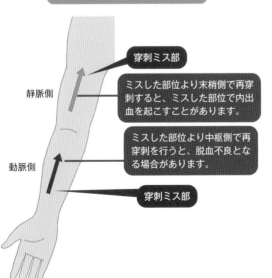

穿刺ミス時の注意事項（文献2より）

静脈側

穿刺ミス部

ミスした部位より末梢側で再穿刺すると、ミスした部位で内出血を起こすことがあります。

ミスした部位より中枢側で再穿刺を行うと、脱血不良となる場合があります。

動脈側

穿刺ミス部

これも覚えておこう！

再穿刺のポイント
● 静脈側は、失敗箇所より再び血液が漏れないように「中枢側に穿刺」します。
● 動脈側は血流が十分得られるように「失敗箇所より末梢側へ穿刺」します。

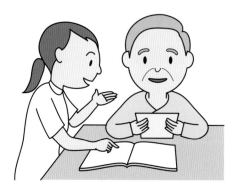

5章

透析療法に伴う主な合併症

透析療法を継続していると、腎不全によるさまざまな合併症が生じ、それにより患者の生命予後が左右されます。透析患者が元気で長生きするためには、合併症の管理がとても重要です。

🐾 透析療法に伴う合併症の概要

- 透析を受けるということは、社会復帰して元気そうに見えても、腎臓の機能が十分に働かなくなった慢性腎不全の状態であり、透析療法などの「何かしらの腎代替療法を受け続けなければ生命の維持ができない状態である」という認識が常に必要です。
- 透析だけでは「生体腎の機能を完全に代替することはできない」ため、さまざまな合併症が生じます。

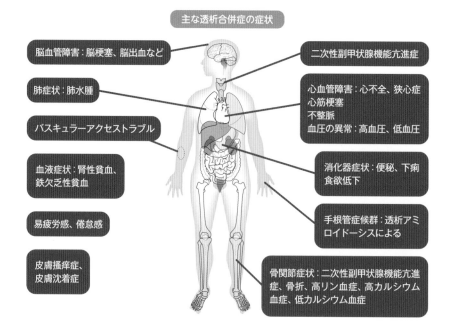

主な透析合併症の症状

脳血管障害：脳梗塞、脳出血など

肺症状：肺水腫

バスキュラーアクセストラブル

血液症状：腎性貧血、鉄欠乏性貧血

易疲労感、倦怠感

皮膚掻痒症、皮膚沈着症

二次性副甲状腺機能亢進症

心血管障害：心不全、狭心症
心筋梗塞
不整脈
血圧の異常：高血圧、低血圧

消化器症状：便秘、下痢
食欲低下

手根管症候群：透析アミロイドーシスによる

骨関節症状：二次性副甲状腺機能亢進症、骨折、高リン血症、高カルシウム血症、低カルシウム血症

新人のよくあるギモン

透析合併症を看るときは、特に何から確認すればいいですか？
- 患者が透析に至った原因の病気（糖尿病や高血圧などさまざまな原疾患）や、透析になる前の治療期間・内容について把握しておく必要があります。
- カルテには必ずそれらが記載されているので、受け持ち患者の該当箇所を読んでみましょう。

これも覚えておこう！

透析療法にまつわる疫学[1]
- 2020年末に慢性透析療法を受けている日本の総患者数は34万7,671人です（363人に1人の割合）。
- 日本の透析患者数（有病率）は世界第2位です。海外と比較すると長生きで、日本の透析医療は優れていることがわかります。
- 2020年の新規透析患者は約4万人で、亡くなられた透析患者は約3万4,000人でした。
- 透析患者の死因は多い順に心不全（22.4％）、感染症（21.5％）、悪性腫瘍（9.0％）です。

② 心・血管系の合併症、腎性貧血

　透析患者の死因は、心血管系の疾患によるものが最も多く（心不全、脳血管障害、心筋梗塞を合わせて全体の32%）[1]、これらの合併症の管理は生命予後の改善に直結するため、特に重要です。心臓の機能の低下や心血管病の発症に関係している腎性貧血についても解説します。

🐾 心不全

- 心臓のポンプ機能が低下し、肺や全身に必要な量の血液を送り出せなくなる状態のことです。

❶ 原　因

- **心臓が原因**：虚血性心疾患、不整脈、心筋症、心臓弁膜症、先天性心疾患など
- **心臓以外が原因**：高血圧、貧血、腎臓病、悪性腫瘍の化学療法や放射線療法、甲状腺機能亢進症、アルコールの過剰摂取、ウイルス感染症、薬物中毒など
- **透析条件が原因**：過度な透析間の体重増加や体調不良による食事摂取不良、感染症など

> **注目！　透析患者の心不全で最も多い原因**
> ❶ドライウエイトの設定が適合していないと、透析間の体重増加で心機能以上の循環血漿量となり心不全を発症します（高心拍出性）。
> ❷気づかないうちに虚血性心疾患や弁膜症を合併して心機能が低下し、心不全が起こることもあります。
> ❶と❷が同時に起こることもあります。

❷ 症　状

- 身体に必要な酸素が不足し、息切れがしたり、疲れやすくなったりします。血液がスムーズに回りにくくなるので、臓器に水分が溜まって足や顔が浮腫んだり、肺うっ血（肺水腫）が起こったりします。

> **注目！　重篤な場合**
> 平らな仰臥位で寝ることが苦しくてできなくなります。

- 酸素飽和度や血中酸素濃度の低下が起こります。
- 胸部X線写真で心胸比の拡大や肺血管陰影の増強、胸水を認めることがあります。

❸ 治療（予防や対応）

- 既存の心疾患の悪化や新規に心疾患が発症した場合は、循環器専門医の治療が必要です。
- 循環血漿量の増加による心不全であれば、透析により除水することが治療です。
- 貧血や血糖の管理、透析間の体重増加の抑制、塩分制限の指導などが必要です。

> **注意！　除水は数回に分けて行う**
> 1回の透析で極端に除水すると、かえって血栓性の疾患を誘発することがあるので、数回に分けて除水をすすめることが必要です。

> **注目！　定期的な検査で確認すること**
> 心不全の早期発見には、定期的な胸部X線検査による心胸比および肺野の評価や心電図の確認が必要です。また可能であれば定期的に心エコー検査を施行し、心臓の機能の経時的な変化を把握することも重要です。

これも覚えておこう！

> **心機能の状態や心不全治療薬内服の有無の把握**
> 最近では、心エコー検査により心機能が維持されている心不全と低下している心不全に分けることができ、それぞれに治療や予後が異なります。患者が治療薬を内服している場合は、透析中の血圧低下に影響を及ぼします。

🐾 高血圧症

- 血圧が上昇すると、心不全や脳出血などの原因となるため、塩分制限、透析間の体重増加抑制の指導とともに、適正なドライウエイトの設定および適切な降圧薬の内服が必要です。

❶原　因

- 動脈硬化、透析間の体重増加や塩分摂取過多、ドライウエイトが適正でないことによる水分過多

❷症　状

- 透析中および自宅での血圧高値、頭痛、めまい

❸治療（予防や対応）

- 日本透析医学会のガイドラインでは、週はじめの透析前血圧は140／90mmHg未満、透析後の血圧は130／80mmHg未満を目標に、適正なドライウエイトの設定および降圧薬投与を必要としています[2]。
- 透析導入時には多くの患者が降圧薬を内服していますが、透析療法によって余分な水分や塩分が除去されることで高血圧が改善する場合とそうでない場合があり、透析日と非透析日で降圧薬の内服方法が異なることもあります。
- 透析間の体重の変化によって血圧が上下するため、体重管理や塩分制限の指導も必要です。

> **注目！ 予防対策**
> 透析中だけでなく、自宅でも患者に血圧を測定・記録してもらうよう指導します。

> **注意！ 透析中の急な血圧低下**
> 特に患者の生命予後に影響を及ぼすので注意が必要です。

🐾 低血圧症

- 体外循環をしなければならない透析医療にとって、透析に関連した低血圧は重要な合併症です。
- 血圧は高値よりむしろ低値のほうが生命予後に影響を及ぼすため、特に注意が必要です。

❶原　因

- **透析低血圧**：透析中に血圧が収縮期血圧として20mmHg以上、または症状を伴って10mmHg以上急激に低下した場合と定義されています[2]。透析続行が困難になったり、A-Vシャントに影響を与えたりします。
- **起立性低血圧**：糖尿病患者に多く見られます。臥床しているときの血圧には問題がなくても、坐位や立位の姿勢に起き上がることによって血圧が15〜20mmHg以上低下する状態のことをいいます。
- **常時低血圧**：透析療法に関係なく血圧が100mmHg以下が続くことをいいます。心機能の低下や、心不全の治療薬で起こることがあります。

> **注意！ 透析終了後の離床時の事故**
> 外来透析の場合は、治療後に帰宅しなくてはならないため、治療が終了して離床する際の転倒などに注意が必要です。

❷症　状

- 気分不快、悪心、嘔吐、意識消失、透析継続困難

❸治療（予防や対応）（p.99、4章「血圧低下」参照）

- 除水量やドライウエイトが適正か、また心疾患の進行の有無などを確認します。
- 血圧低下を来す心疾患や心不全治療薬などの処方の有無を確認します。
- 降圧薬を内服している場合は、内服方法（透析前に内服させないなど）について検討します。経口の昇圧薬を透析中に投与し、それでも効果がない場合には、静脈投与の昇圧薬の使用を考慮します。

> **注意！ すべての処方薬を確認**
> 透析室以外で他院などから処方されている処方薬も確認します。

🐾 不整脈

- 不整脈は虚血性心疾患や糖尿病合併患者に多く、透析患者の場合、心臓突然死が起こりやすくなります。

❶ 原　因

- 心房細動、洞不全症候群、虚血性心疾患による徐脈や心室性頻拍、もともと存在する器質的心疾患
- 透析により電解質の変化が急激に起こることが誘因の1つともいわれています。

❷ 症　状

- 動悸、血圧低下、気分不快、めまい

> **注目！ 不整脈での血栓症への対応**
> 抗凝固薬や抗血小板薬を服用します。

❸ 治療（予防や対応）

- 不整脈の原因を検索し、不整脈の種類にあった薬物治療やカテーテル治療を選択します。ペースメーカー植え込みが必要になることもあります。貧血の管理や電解質の変化に注意します。

🐾 虚血性心疾患

- 心臓を栄養する冠動脈に動脈硬化性の変化や石灰化が起こって狭窄を生じ、心筋が虚血・壊死します。
- 透析患者は、虚血性心疾患のリスク因子（糖尿病、高血圧、骨・ミネラル代謝異常、貧血など）が複数あるため罹患率が高く、一般の人に比べて死亡率も10〜20倍高いです。

❶ 原　因

- 高血圧、糖尿病、脂質代謝異常、Ca・P代謝異常、喫煙、肥満、高ホモシステイン血症、酸化ストレス

❷ 症　状　　● 胸痛、背部痛、胃痛、血圧上昇、血圧低下、不整脈、意識消失、心電図のST-T変化

❸ 治療（予防や対応）

- カテーテル検査や造影CT検査、心筋シンチグラフィなどの検査によって確定診断し、疑いがあれば、適切に専門医につなぐことが必要です。
- 薬物療法（亜硝酸薬、βブロッカー、カルシウム拮抗薬、ニコランジル）を検討します。
- 必要があれば、カテーテル治療を選択します。

> **注目！ 予防対策**
> 定期的な心電図検査、適正なドライウエイトの設定、透析間の体重増加の抑制、貧血管理、透析方法による体外循環の負荷軽減が重要です。

これも覚えておこう！

> **狭心症や心筋梗塞胸痛を訴えないケース**
> 糖尿病の神経障害では、自覚症状がない（胸痛を訴えない）ことがあります。急に透析中に血圧が低下するようになったり、定期的な心電図検査で偶然に発見されたりすることがあるので注意が必要です。

🐾 末梢動脈疾患（PAD）

- PAD（peripheral arterial disease）は、冠動脈疾患、脳血管障害の次に多い動脈硬化性疾患です。

❶ 原　因

- 生活習慣病の長期罹患や長期透析により、下肢を栄養する動脈に閉塞性動脈硬化症が起こります。
- 危険因子には、年齢、喫煙、高血圧、糖尿病、脂質異常症があります。また、腎不全に特徴的な発症進展因子として、尿毒症、慢性炎症、低栄養、免疫不全、Ca・P代謝異常、血管石灰化があります。
- 糖尿病が原疾患の透析患者では膝下の動脈病変を合併していることが多く、それが原因で深爪などの小さな傷から足壊疽に至ります。さらに下肢切断となると、患者のQOLが大幅に低下します。

❷ 症　状

- 下肢の冷感、間欠性跛行、疼痛、足背動脈や後脛骨動脈の触知の低下や左右差
- 足関節上腕血圧比（ABI）の低下

❸治療（予防や対応）

● 抗血小板薬や血管拡張薬による薬物治療や、カテーテル治療を行います。

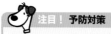

注目！ 予防対策

定期的な下肢チェック（傷や爪の様子、膝下動脈や足背動脈の触知や左右差など）やABI検査による経過観察が有用です。

これも覚えておこう！

2022年改訂版末梢動脈疾患ガイドライン[3]

「本ガイドラインで扱うPADは、広義では冠動脈以外の末梢動脈である四肢動脈、頸動脈、腹部内臓動脈、腎動脈、および大動脈の閉塞性疾患を指し、狭義では上下肢動脈疾患の呼称として一般に用いられている。しかし広義のPADを扱う本ガイドラインでは、どちらを指しているのか不明確になるため、2022年改訂版では、下肢閉塞性動脈疾患についてはLEAD（lower extremity artery disease）と称し、上肢閉塞性動脈疾患についてはUEAD（upper extremity artery disease）と称することとした」と区別して用いられています。

🐾 脳血管障害

● 身体的QOLの低下につながる重要な合併症ですが、透析患者の死因では低下傾向にあります。
● 脳出血の症状が多いですが、画像検査で発見される無症候性病変では脳梗塞が多いです。

❶原　因

● 動脈硬化、脂質異常症、糖尿病、高血圧や低血圧、不整脈（心房細動）で血栓が脳の血管に詰まる
● 透析中の抗凝固薬や、他の疾患で内服している抗血小板薬

❷症　状

● 運動麻痺、言語障害、意識障害などの病変部位がコントロールしていた神経支配の末梢への症状
● 顔面の左右差、飲み込みにくさ、しゃべりにくさ、歩くときに傾く、めまい、上下肢の麻痺など

❸治療（予防や対応）

● 脳出血ではドレナージ、脳梗塞では血栓溶解療法が行われます。

注目！ 予防対策

適切な血圧コントロールを行います。

注意！ 脳梗塞の治療薬のリスク

脳梗塞では抗血小板薬や抗凝固薬を内服しますが、そのことが脳出血の原因となることもあるので注意します。他の疾患でこれらの薬剤を内服していないかも確認します。

🐾 腎性貧血

● 腎性貧血とは、エリスロポエチン（EPO）の産生が低下して起こる貧血のことをいいます。

❶原　因

● 透析患者は腎機能が極端に低下していることでEPOの産生が低下し、貧血が起こります。
● 尿毒素による造血細胞のEPOへの反応性の低下、赤血球寿命の短縮、鉄代謝異常なども関係しています。
● 心臓の機能の低下や心血管病の発症に関係することがわかっています。

❷症　状

● 息切れ、立ちくらみ、動悸、血圧低下などが起こります。進行すると心不全になることがあります。

❸治療（予防や対応）

● 血液透析患者の腎性貧血の管理目標は、日本透析医学会の腎性貧血ガイドラインで「週はじめの採血のHb値が10〜12g／dL未満」が推奨されており、その推奨範囲のHb値になるように赤血球造血刺激因子（ESA）を使用します。製剤や鉄剤は、医師の指示により、透析終了時に透析回路から投与します。

注目！ ESAとともに鉄も投与する

透析患者は鉄欠乏性貧血を合併していることが多く、また腎不全による鉄利用障害もあるため、ESAとともに適切に鉄を投与することが必要です。

まめちしき　経口でのHIF-PH阻害薬

腎性貧血の治療薬として、2019年に内因性に低酸素刺激因子を活性化させEPO産生を促すことのできるHIF-PH阻害薬という経口薬が認可されました。ESA製剤と併用はしませんが、内服した場合は管理が必要になります。

③ 骨・関節の合併症

　骨・関節の合併症は患者のQOLに直結するため、患者自身が病態を理解し、きちんと服薬することが重要です。医療者が患者の骨代謝の状況を把握して、服薬コンプライアンスや食事療法に患者が積極的になれるよう支援することが必要です。

腎性骨症

❶原　因

- 腎不全によって引き起こされる骨障害の総称が腎性骨症です。透析期の骨代謝に関係する検査（カルシウム〈Ca〉、リン〈P〉、副甲状腺ホルモン〈PTH〉など）の異常、骨代謝異常、軟部組織の石灰化などが起こり、骨病変の発症や生命予後に影響を及ぼします。
- 腎機能が低下すると、尿からリンを排泄できなくなるために高P血症が起こります。また、腎臓でビタミンD₃の活性化が障害されることで低Ca血症が生じます。これらの変化はPTHの産生亢進の強い刺激となり、二次性副甲状腺機能亢進症が起こります。

> **注目！ 高PTH血症と骨折**
>
> 高PTH血症が持続すると骨の代謝回転が促進され、線維性骨炎の状態となり、骨折しやすくなります。

❷症　状

- 骨や関節の痛み、骨折、血管などの石灰化、副甲状腺の腫大

❸治療（予防や対応）

- 定期的に採血を行い、その結果によって、リンを下げる薬剤、Caを上昇させる薬剤、PTHの上昇を抑制する薬剤などを内服します。リンを多く含む食物を控えるような食事指導が必要です。
- 特にリンを下げる薬は内服のタイミング（食中または食直後）が重要であることを指導します。

これも覚えておこう！

Ca・P関連の内服薬のコントロール
Ca・P関連の内服薬は、血管系の合併症の発症と重要な相関があるといわれています。Ca・P関連の内服薬は数が多く、食事のたびに内服が必要です。また食事にも気を付けなければなりませんので、患者への負担が大きいです。しかし、Ca・Pのコントロールを疎かにすると、患者のQOLを低下させる症状（関節痛、骨痛、骨折など）が現れる可能性が高いため、Ca・Pのコントロールには他職種と連携した根気強いアプローチが必要です。

透析アミロイドーシス

❶原　因

- 透析歴が長くなると、透析で完全に除去することが困難なβ₂ミクログロブリン（大きな分子量の蛋白質）が体内に蓄積します。
- β₂ミクログロブリンが束になったアミロイドという線維状の物質が全身の組織に沈着し、骨・腱・関節などにさまざまな症状を引き起こします。

> **注目！ 手根管症候群**
>
> アミロイドは特に指の腱を手首で束ねている手根管に沈着しやすく、圧迫された神経支配領域のしびれや痛みを訴えるのが透析アミロイドーシスによる手根管症候群です。

❷ 症　状

● 手根管症候群であれば、圧迫された正中神経領域のしびれや痛み、筋萎縮が起こります。

● 股関節や肩関節、脊柱などの関節にもアミロイド沈着を起こすことがあり、沈着した関節の可動域への障害や可動時の痛みが起こります。

❸ 治療（予防や対応）

● 中2日の透析前採血でβ_2ミクログロブリンの濃度が30mg／L以下になるような透析を施行します。

● 血液透析を施行中であれば、血液濾過に透析方法を変更したり、透析効率を上げるためにダイアライザを変更したり、血流量を上げたりするなどの変更を試みます。

> **注目！** 手根管症候群の外科的処置
>
> 症状がひどくなれば、手根管開放術を施行したり、股関節、肩関節、脊柱のアミロイド沈着を外科的に切除したりします。

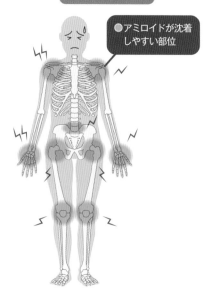

アミロイドの沈着

●アミロイドが沈着しやすい部位

6章

食事療法・薬物療法・
検査データ・運動療法

合併症を予防して生命予後を良好に保つためには、3つの治療（透析療法、食事療法、薬物療法）を併せて行います。「食事療法の基本的な知識」と「患者が適切な食事療法を続けるための支援のポイント」について解説します。

食事療法をなぜ行うのか？

- **生命維持に不可欠な治療**：透析だけでは腎臓の全ての働きを代行することが不十分であるため、合併症を予防するには、食事療法を併せて行う必要があります。
- **健やかに過ごすため**：適切な食事療法を継続すると、代謝異常や老廃物の蓄積などを抑制できるため、生命予後をよくし、快適な生活を送ることができます。

食事療法の目的

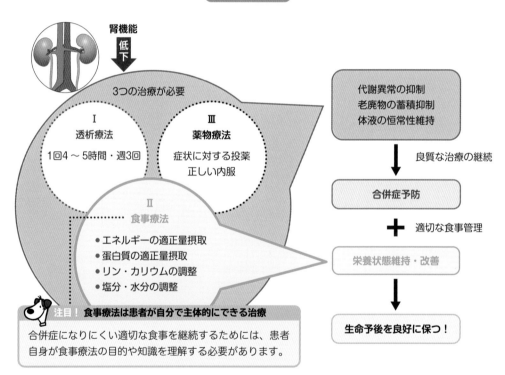

食事療法を継続するための患者指導のポイント

①食事療法の目的を明確にする	②患者の思いを聞く	③正しい知識を身に付ける	④前向きな声掛けを心掛ける
・医療者だけでなく、患者自身が理解・納得して実施できるように、目的を明確に説明します。	・患者の意思を尊重し、寄り添い、楽しみを取り入れながら継続できる方法を患者とともに見つけます。	・あれもダメ、これもダメと思い、毎日の食事が負担にならないように透析食についての理解を深めていきます。	・患者のモチベーションアップにつながる声掛け（前向きなほめ言葉や、協力者へのねぎらいなど）が大切です。

透析患者の栄養状態と評価方法

- 透析患者は、低栄養状態（PEW）が高い割合でみられ、生命予後にも大きく関与します。
- 低栄養の早期発見には、栄養状態のスクリーニングを定期的に行うことが必要です。
- 栄養障害のある患者には、栄養状態改善に結び付けるようなかかわりをもつことが重要です。

1 低栄養状態（PEW）

- **PEWとは**：体蛋白と、筋肉や脂肪などのエネルギー源が減少して引き起こされた低栄養状態を示します（「PEWの診断基準」の表参照）。
- **透析患者のPEWの要因**：不適切な食事制限、体液過剰、尿毒素の蓄積、代謝異常、異化亢進、慢性炎症、筋肉量低下、身体機能低下、レプチンの上昇

> **注意！** PEWは食事以外の要因でも起こる
> 透析患者特有の尿毒症物質の蓄積や炎症、蛋白質の異化亢進などにより、体蛋白（骨格筋）やエネルギー源（体脂肪）が減少します。

PEWの診断基準

各項目の基準（基準の複数の項目のうち、1つでも該当している）が3項目以上あればPEW（protein-energy wasting）と診断します。

項　目	基　準
血液生化学	・血清アルブミン＜3.8g／dL ・血清プレアルブミン（トランスサイレチン）＜30mg／dL：維持透析患者のみ ・血清コレステロール＜100mg／dL
体　格	・BMI＜23kg／m^2 ・体重減少（減量をせず）：3カ月で5％、6カ月で10％ ・総体脂肪率＜10％
筋肉量	・筋肉量の減少：3カ月で5％、6カ月で10％ ・上腕筋周囲経の減少：50パーセンタイルより10％以上の減少 ・クレアチニン排泄量（尿、透析排液）の低下
食事摂取量	・食事療法をしない状況で蛋白質摂取量が＜0.8g／kg／日が2カ月以上 ・食事療法をしない状況でエネルギー摂取量＜25kcal／kg／日が2カ月以上

（Fouque, D. et al. A proposed nomenclature and diagnostic criteria for protein-energy wasting in acute and chronic kidney disease. Kidney Int. 73（4）, 2008, 391-8.）

2 低栄養の評価方法

- 栄養状態のスクリーニングと栄養状態のアセスメントを用いて、栄養評価を行います。

❶栄養状態のスクリーニング

透析患者に適応するスクリーニング方法

指　標	評価方法	判　断
GNRI	14.89×アルブミン値（g／dL）＋41.7×（DW／IBW）	・91以上：栄養障害リスクなし ・91未満：栄養障害リスクあり
MIS	病歴、身体所見、BMI、血液検査データ4分類10項目でスコア化し、合計点で評価	・0〜5：栄養状態良好　・6〜10：栄養障害リスク軽度 ・11以上：栄養障害リスク中・高度
NRI-JH	BMI、アルブミン値、総コレステロール値、クレアチニン値をスコア化し、合計点で評価	・7以下：低リスク　・8〜10：中リスク ・11以上：高リスク

GNRI[1]：geriatric nutritional risk index　　MIS[2]：malnutrition-inflammation score
NRI-JH[3]：nutritional risk index for Japanese hemodialysis patients

❷栄養状態のアセスメント

🐾 観察のポイント（患者からの訴えで低栄養の原因をつかむ）

☑ **食欲と食事摂取量を確認する**
- 実際の献立写真などと比較する[※1]
- 以前の食事量と比較する
- 入院中の食事と比較する（味付けも濃いのか薄いのか）
- 食事制限による食欲低下があるか[※2]
- 季節変化による食欲低下があるか[※3]

☑ **患者背景を確認する**
精神面の影響、高齢化背景の変化による食欲の低下（独居などの生活環境、消化管疾患、その他疾患、口腔内問題、経済的問題など）[※4]

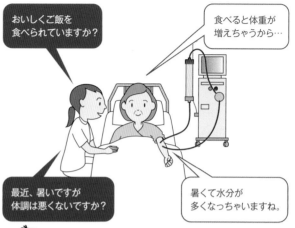

おいしくご飯を食べられていますか？

食べると体重が増えちゃうから…

最近、暑いですが体調は悪くないですか？

暑くて水分が多くなっちゃいますね。

🐕 注目！ 患者の状況を把握するコツ

「食べないのか、食べられないのか」などの状況を見極めます。普段から患者さんとかかわりを持っておきましょう。

🐾 観察のポイント（合併症がないか医師に確認する内容）

☑ 尿毒素の蓄積　　☑ レプチン血中濃度上昇
☑ 透析液中への喪失　☑ 慢性炎症や感染症

※1：日により食事摂取量の感覚が異なるため、例を挙げ比較し確認する。
※2：食事制限を必要以上に行ったり、便秘対策で水分を過剰摂取したりするなどで、低栄養、低栄養傾向になりやすい。
※3：季節の変わり目や夏バテなど　※4：高齢化が1つの影響因子
※5：透析間体重増加とドライウエイトの増減の理解ができず、意図的に食事を抜いたり極端に食事を減らしたりする患者は多い。

🐕 注意！ 継続的に管理が良い患者で気を付けること

継続的に管理が良い患者さんの中には食事制限を厳しく行い、必要な栄養量が不足し、低栄養が隠れている場合があります。

🐕 根拠 客観的な指標によって経時的に確認

アルブミン値の低下、尿素窒素値の低下、リン値低下、実質体重の低下（肥満以外）、心胸比の増大、透析間体重増加の低下など[※5]

🐾 血液透析患者の食事療法（透析食）

1 透析食とは

- 透析患者向けにエネルギー、蛋白質、食塩、水分、カリウム、リンを調整した食事です。

🐕 注目！ 継続のコツ

患者の実生活に寄り添った実行可能な提案をすることが大切です。

CKDステージによる血液透析（週3回）の食事療法基準

エネルギー (kcal／kgBW／日)	たんぱく質 (g／kgBW／日)	食塩 (g／日)	水分	カリウム (mg／日)	リン (mg／日)
30〜35[注1, 2]	0.9〜1.2[注1]	<6[注3]	できるだけ少なく	≦2,000	≦たんぱく質（g）×15

注1）体重は基本的に標準体重（BMI＝22）を用いる。
注2）性別、年齢、合併症、身体活動度により異なる。
注3）尿量、身体活動度、体格、栄養状態、透析間体重増加を考慮して適宜調整する。
（日本腎臓学会編. 慢性腎臓病に対する食事療法基準2014年版. 東京医学社, 2014, 564. より一部改変のうえ転載）

② 透析食による食事療法の基本

- 基本的には食べてはいけないものはありませんが、適正量を超えて摂取しないように調整し、水分はできるだけ控えなければなりません。

❶ 主食を適正量摂取し、やせないように十分なエネルギーを確保する

- 1日に必要なエネルギーのうち、半分以上を主食（特に米飯）から摂取します。

> **注目！ 米飯の利点**
> 塩分がゼロ、カリウムとリンも少ないので、エネルギー摂取に適しています。

- 主食をおにぎり、いなり寿司、海苔巻きなどにすると食べやすくなります。
- **主食が摂れない場合**：マカロニや春雨などの炭水化物のおかずや油脂類、砂糖類を利用し、糖尿病や脂質異常症などに配慮しながらエネルギーアップします。
- **1食の摂取量が少ない場合（高齢者や食が細いなど）**：間食などで補います。

1食の献立例

- 主食：米飯200g ● 主菜：豚肉80g
- 副菜：キャベツ50g、ブロッコリー25g、ミニトマト20g

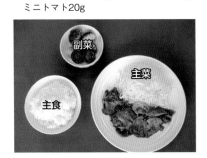

- 1日当たりの栄養基準：エネルギー1,800kcal、蛋白質60g、カリウム2,000mg以下、リン900mg以下、塩分6g未満の場合

新人のよくあるギモン

なぜ米飯以外の主食は頻度を控えたほうがいいのですか？
パンや麺類は米飯と比較すると、エネルギーが少なく、塩分が多いため、1日1食までが望ましいでしょう。摂取するときは、エネルギーアップと更なる減塩の工夫が必要になってきます。また、麺類は水分の過剰摂取にも繋がります。

❷ 主菜（蛋白質）を適正量摂取する

- 患者自身にあった適正摂取量を知ることが大切です。

> **注意！ 量や質にも気を付ける**
> 蛋白質の過剰摂取は、リンや塩分の過剰摂取につながります。また、加工品やインスタント食品はできるだけ減らして、良質な蛋白質を選択します。

主菜（蛋白質）の1食当たりの目安量

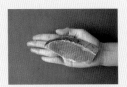

魚介類（60g）

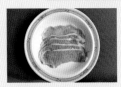

肉類（60〜80g）

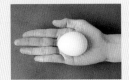

鶏卵（Mサイズ1個）

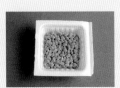

大豆製品類（50〜80g）

> **注目！ 主菜の食べ方の工夫**
> - 蛋白質のおかずを1食の中で重ねて摂取しないようにします（重なりやすい食品：卵、豆腐、ツナ、チーズなど）。
> - 乳製品は良質な蛋白質に含まれますが、リン含有量が多く、体内への吸収率も高いため摂取できる量が少なくなり、主菜に向きません。

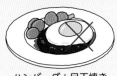

ハンバーグ＋目玉焼き

6章

食事療法・薬物療法・検査データ・運動療法 ❶ 食事療法

❸副菜（主に野菜類）の摂取量を調整し、高カリウム血症を防ぐ

- 1食の副菜でのカリウム摂取量を300mg以下にし、多く含むいも類は1日50gを目安とします。
- **カリウムを減らす調理の工夫**：カリウムの水に溶けだす性質を利用して野菜は切って水にさらすか、ゆでこぼします（ゆで汁を捨てる）。いも類・根菜類はこの方法ではほとんど減りません。

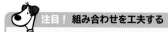

注目！ **組み合わせを工夫する**

含有量が少ない食品を組み合わせて、過剰摂取を防ぎます。

カリウム100mgの目安量

- **多く含む食品**：野菜類、いも類、根菜類、海藻類、きのこ類など

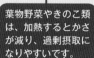

ゆでると→

葉物野菜やきのこ類は、加熱するとかさが減り、過剰摂取になりやすいです。

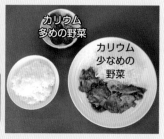

カリウム多めの野菜

カリウム少なめの野菜

- **少ない食品**：キャベツ、豆苗、もやし、ピーマン、パプリカ、たまねぎ、きゅうり、スナップエンドウなど

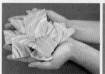   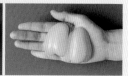

これも覚えておこう！

生野菜＝NG、加熱＝OKではない
「生野菜は食べてはいけない、加熱した野菜なら大丈夫」「ゆでこぼした野菜ならたくさん食べても大丈夫」とよく誤って理解していることがあります。生野菜は「カリウムが少ない野菜を選択すること」で摂取可能です。どちらも過剰摂取を避けなければなりません。

❹カリウムやリンを特に多く含む食品に注意する

- 干した食品（野菜、果物、芋、海藻など）、野菜ジュース、ポテトチップス、健康食品などはカリウムを非常に多く含みます。果物を摂取する場合は、1日60〜80gが目安です。
- 乳製品、小魚や魚卵、加工食品の練り製品やインスタント食品、洋菓子類は容易に高リン血症に繋がります。

注意！ **リン値が上昇しやすい食品**
貧血改善に効果があるレバーや、カルシウムの摂取に効果があるシラスなどの小魚は、リン値を上昇させる食品です。栄養を補う際にほかの値が上昇しないかどうかも確認する必要があることを患者に伝えておきましょう。

カリウム値が上昇しやすい食品

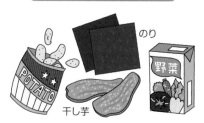

のり

POTATO

干し芋

野菜

リン値が上昇しやすい食品

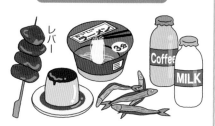

レバー

Coffee

MILK

注目！ **バター**

バターは油脂類に分けられ、リン含有量も少ないので利用したい便利な食品の一つです。

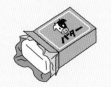

バター

❺塩分・水分の過剰摂取に注意

- 浮腫みや、血圧上昇、透析中の下肢攣り、心不全などに繋がります。
- 塩分を控えないと水分を控えられません。味付けに注意したり、加工食品を控えるなどの減塩の工夫が必要です。
- 飲み物だけではなく、水分を多く含む食品やメニューを把握し、摂取を控えます。（食品：果物やアイスクリーム、ゼリー、トマトなど。メニュー：汁物、麺類、鍋など）

> **注意！ ドライウエイトを見直す際の注意点**
> ドライウエイトを見直す際、誤ってダイエットをしてしまう患者がいます。食事は減らさず、塩分と水分で調整するよう伝えましょう。

③ 透析食の指導ポイント

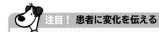

> **注目！ 患者に変化を伝える**
> 特に状態がよくなっているときは、ほめる声掛けが大切です。

- **栄養状態を経時的にみる**：患者の栄養状態を定期的に確認し、変化に注意します。

これも覚えておこう！

> **患者に合った食事管理方法をみつける**
> ダメダメ指導や押しつけ指導は避け、患者と話し合って選択させることが大切です。指導したことを実践できているか（「どうしてできたのか、どうしてできなかったのか」）を確認し、患者にとって適切な指導であるかを評価します。

これも覚えておこう！

> **より良い環境で治療に臨めるようにするためには**
> 透析治療は、「医療従事者と患者が定期的（週3回）に長時間、接する」特殊な環境にあります。患者がより良い環境で治療に臨むためには、治療に携わる職員（医師、看護師、管理栄養士、看護助手など）が常に患者とコミュニケーションを取って、話しやすい関係を築きながらサポートすることが大切です。

新人のよくあるギモン

> **栄養補助食品はどういうときに使用するの？**
> 栄養補助食品は、食欲不振や低栄養時などで食事が摂れないときや災害時の非常食としても活用できます。
> 少量でエネルギーや蛋白質が摂取できるものを選択します。

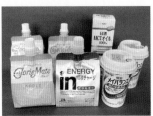

④ 糖尿病のある患者への指導ポイント

- 基本的には透析食の基準と変わりませんが、①食事時間や食事量を一定にする、②菓子類や嗜好品・飲料・果物の摂り方に注意する、③肥満がある場合はエネルギー摂取量を調整するなどが必要になります。

> **注意！ 透析食に切り替える際に起こりやすいこと**
> 糖尿病の食事療法を続けてきた習慣から、米飯を控えてしまうことが多いため、適正量の米飯を摂取するよう指導します。

② 薬物療法

透析患者は、腎不全に伴って使用される薬に加えて、合併症治療の薬も必要になります。適切な薬物療法により良好な透析管理・合併症管理を行うことは、生命予後を改善するためにとても重要です。

薬物療法はなぜ必要か

● 標準的な血液透析では、腎臓がもっている機能のうち、排泄機能（老廃物や余分な水分、電解質の排泄）だけしか代替できておらず、内分泌代謝臓器としての機能（エリスロポエチンの産生、ビタミンDの活性化、酸塩基平衡の維持、血圧のコントロールなど）は、ほんの一部しか果たすことができていません。血液透析の欠点を補い、腎臓がもっている総合的な力に少しでも近づけるためには、薬物療法が必要になります。

> **注目！ アドヒアランス（患者自身が病気を受け入れて、治療方針に従って薬物治療を受ける姿勢）**
>
> 透析患者はたくさんの薬を内服することが多くなるため、アドヒアランスが低下しがちです。患者指導をするうえで、個々の薬の必要性を理解してもらうことが、アドヒアランス向上のきっかけになります。同じ薬効でも剤形が異なる薬剤もあるため、患者の希望を聴き取ることも必要です。

透析患者によく使用される薬物と投与法

① CKD-MBD関連薬

● CKD-MBDは、「①リン（P）・カルシウム（Ca）・副甲状腺ホルモン（PTH）、ビタミンDの代謝異常、②骨代謝異常、③血管、軟部組織の石灰化」が組み合わさった全身性疾患で、生命予後に影響を及ぼします。

> **根拠 リンが高いことが最も生命予後を悪くする！**
>
> リンの値が7mg／dL以上になると死亡リスクは約1.4倍、9mg／dL以上になると約2倍に上昇するといわれています。

新人のよくあるギモン

> **CKD-MBDの略語の意味を教えてください**
>
> CKDはchronic kidney diseaseの略で、慢性腎臓病のことです。MBDはmineral and bone disorderの略で、骨ミネラル代謝異常のことです。したがって、CKD-MBDは「慢性腎臓病に伴う、骨ミネラル代謝異常」と訳されます。

● 必要な栄養量を摂取すると、透析では除去しきれないリンが必ず負荷されるので、ほとんどの患者は高リン血症治療薬が必要になります。

● 活性型ビタミンD製剤やカルシウム受容体作動薬（CaSR作動薬）で、図のようにリン、Ca値の管理目標を達成したうえで、PTHもコントロール（intact-PTH 60～240pg／mL、whole-PTH 35～150pg／mL）します。

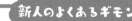
P、Caの治療管理法「9分割図」

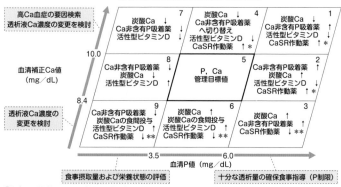

「↑」は開始または増量、「↓」は減量または中止を示す。
＊血清PTH濃度が高値、＊＊もしくは低値の場合に検討する。
（日本透析医学会．慢性腎臓病に伴う骨・ミネラル代謝異常の診療ガイドライン．日本透析医学会雑誌．45（4），2012, 311．より転載）

❶ 高リン血症治療薬（リン吸着薬）

- 食物中のリンを吸着し、便とともに排泄するのがリン吸着薬です。
- 炭酸カルシウムは長期に使用するとCa負荷により石灰化を助長しやすくなるため、1日3g以下を目安とします。
- 鉄含有製剤は鉄補充にもなりますが、内服量が増えると鉄過剰になることがあります。

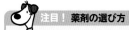

注目！ 薬剤の選び方

Caやフェリチンの値、効果、副作用、内服のしやすさなどを考慮して選択します。種類が違うものを2、3剤併用することもできます。

透析患者に使用する高リン血症治療薬(リン吸着薬)

カルシウム含有製剤	• 炭酸カルシウム（カルタン®）
高分子ポリマー製剤	• 塩酸セベラマー（レナジェル®、フォスブロック®）、ビキサロマー（キックリン®）
金属製剤	• **ランタン製剤**：炭酸ランタン（ホスレノール®） • **鉄含有製剤**：クエン酸第二鉄（リオナ®）、スクロオキシ水酸化鉄（ピートル®）

❷ 活性型ビタミンD製剤

- 腎機能が低下すると腎臓でビタミンDの活性化がなされず、活性型ビタミンDの低下を引き起こします。そうすると腸管からのCa吸収が低下し、血清Caの低下と、それに伴う副甲状腺ホルモン（PTH）の上昇が生じます。
- PTHが高くなることを二次性副甲状腺機能亢進症といいます。腎不全に伴って低下している活性型ビタミンDを、薬で補い治療します。

注意！ 投与量の調節

活性型ビタミンD製剤を使用するとPTHは下がりますが、Caやリンを高くする作用もありますので、3つのデータをみながら、投与量を調節する必要があります。

透析患者に使用する主な活性型ビタミンD製剤

内服薬	• アルファカルシドール（アルファロール®、ワンアルファ®） • カルシトリオール（ロカルトロール®） • ファレカルシトリオール（フルスタン®、ホーネル®）
注射薬	• マキサカルシトール（オキサロール®） • カルシトリオール（ロカルトロール®）

❸ カルシウム（Ca）受容体作動薬

- 副甲状腺にあるCa受容体を刺激して、Caが高いかのように振る舞い、PTH分泌を抑制します。

注意！ Caの低下作用

二次性副甲状腺機能亢進症の治療としてPTHを下げる目的で使用しますが、Caの低下作用もあるため、活性型ビタミンD製剤を使用することでCa値が高くなるような場合に選択されます。

透析患者に使用するCa受容体作動薬

内服薬	• シナカルセト（レグパラ®） • エボカルセト（オルケディア®）：レグパラの消化器症状の副作用が緩和
注射薬	• エテルカルセチド（パーサビブ®） • ウパシカルセト（ウパシタ®）

これも覚えておこう！

副甲状腺の腫大とカルシウム受容体作動薬
二次性副甲状腺機能亢進症が続くと副甲状腺の腫大が進み、薬物療法ではコントロールが困難になることがあります。腫大した副甲状腺でも効果がみられるカルシウム受容体作動薬が使われるようになってからは、副甲状腺摘出術が必要になるケースは大きく減少しました。

② 貧血治療薬

❶ ESA（赤血球造血刺激因子製剤）

- 造血ホルモンであるエリスロポエチン（EPO）は、主に腎臓で産生されますが、腎不全下では産生が低下してしまいます。
- ESA（erythropoiesis stimulating agent）はEPO不足による貧血（腎性貧血）を改善するため、遺伝子組み換え技術によって作られた注射薬です。
- ヘモグロビン値が10〜12g／dLとなるように投与量を調節します。

透析患者に使用するESA（赤血球造血刺激因子製剤）と投与回数

投与回数：1週間に1〜3回	・エポエチンα、β（エスポー®、エポジン®）
投与回数：1〜2週間に1回	・ダルベポエチンα（ネスプ®）
投与回数：1カ月1〜2回	・エポエチンβ-ペゴル（ミルセラ®）

❷ HIF-PH阻害薬（低酸素誘導性因子プロリン水酸化酵素阻害薬）

- 体が低酸素状態になると低酸素誘導性因子（HIF：hypoxia inducible factor）が産生され、これが内因性EPO産生を刺激します。
- HIFはHIF-PHで分解されるため、この酵素を阻害すればHIFは血中で安定して、腎性貧血を改善させます。
- 経口薬として使用され、ESAに低反応の患者などにも効果が期待されます。
- ロキサデュスタット（エベレンゾ®）、ダプロデュスタット（ダーブロック®）、バダデュスタット（バフセオ®）、エナロデュスタット（エナロイ®）、モリデュスタット（マスーレッド®）が市販されています。

❸ 鉄　剤

- ESA投与下で目標Hb値が維持できない患者において、血清フェリチン値が100ng／mL未満かつトランスフェリン飽和度（TSAT）が20％未満の場合、鉄補充療法が考慮されます。
- 静注薬（フェジン®）、もしくは経口薬（フェロミア®など）が使用されています。

 注目！　鉄補充の効果

鉄含有リン吸着薬であるクエン酸第二鉄水和物（リオナ®）やスクロオキシ水酸化鉄（ピートル®）は、鉄補充の効果もあります。

③ 高カリウム血症治療薬

- イオン交換の原理で食物中のカリウムを吸着し、ナトリウムあるいはカルシウムを放出する薬剤です。
- 十分な透析と食事療法を行ってもカリウムが高くなる場合に内服を考慮します。

 注目！　患者の好みの剤形を処方する

一般的に内服しにくい薬ですが、製剤が工夫されているため患者が希望する剤形を確認します。

透析患者に使用する高カリウム血症治療薬と剤形

ポリスチレンスルホン酸カルシウム（カリメート®）	ドライシロップ、経口液、ゼリー、顆粒、散剤
ポリスチレンスルホン酸ナトリウム（ケイキサレート®）	ドライシロップ、散剤
ジルコニウムシクロケイ酸ナトリウム（ロケルマ®）	懸濁用散剤

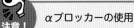
4 降圧薬

- 腎機能の低下は高血圧を引き起こすため、透析患者は降圧薬が必要になることがとても多いです。
- 効果が確実なカルシウム拮抗薬（CCB）や、心保護作用のあるアンギオテンシン受容体拮抗薬（ARB）が多く使われています。
- 頻脈性不整脈や虚血性心疾患、心不全を合併している患者にはβブロッカーもよく選択されます。

注意！ αブロッカーの使用
交感神経の過緊張（冬の寒い時など）に伴う高血圧にはαブロッカーが有効なケースもありますが、起立性低血圧を生じやすいため、少量から使用します。

5 昇圧薬

- 透析時の除水により血圧が下がってしまうことを防ぐために使用する薬です。交感神経を刺激し末梢血管を収縮させる薬剤を用いることで、血圧低下を予防します。
- 内服薬は透析開始前や透析中に服用します。効果が不十分な場合には注射薬を持続注入することもあります。

注意！ 動脈硬化が進んだり、自律神経機能が失調している場合
透析前は高血圧でも、透析中に急激に血圧低下を生じることがあります。

透析患者に使用する主な昇圧薬

内服薬	• アメジニウム（リズミック®）	• ドロキシドパ（ドプス®）	• ミドドリン（メトリジン®）
注射薬	• エホチール（エホチール®）		

6 利尿薬

- 効果があるのはフロセミド（ラシックス®）などのループ利尿薬のみです。
- 透析歴が長くなり、1日の尿量が200〜300mL以下になってくると効果は乏しく、役割は終了したと判断し内服を中止します。

注意！ ループ利尿薬とサルコペニア
サルコペニア（筋肉量減少）を助長するとの報告もあり、注意を要します。

7 下 剤

- 水分制限や腸管蠕動運動の低下により、便秘を訴える患者は少なくありません。
- さらに高リン血症や高カリウム血症に対する治療薬の服用は、便秘を助長することがあります。

注目！ 複数組み合わせて使用するほうが効果が高い
作用機序が異なる薬剤がいくつかあるため、重症の便秘症には1つの薬剤を多量に使うよりも、機序の異なるものを複数組み合わせて使用するほうが効果的です。

透析患者の排便コントロールに使用する薬剤

大腸刺激性下剤	• センノシド（プルゼニド®）　• センナ（アローゼン®） • ピコスルファート（ラキソベロン®）
浸透圧性下剤	• ラクツロース（ラグノスNF®）　• D-ソルビトール
腸管上皮機能変容薬	• ルビプロストン（アミティーザ®）
胆汁酸トランスポーター阻害薬	• エロビキシバット（グーフィス®）
漢方薬	• 麻子仁丸　• 潤腸湯　• 大黄甘草湯など

8 胃　薬

- 透析患者は胃粘膜の脆弱さから消化管出血の合併症が多いことや、消化器症状を起こしやすいCKD-MBD関連薬などを内服することが多いため、胃薬が使用される頻度が高くなります。
- 虚血性心疾患や脳梗塞がある患者は抗血小板薬を内服しているため、消化管出血の予防のためにプロトンポンプ阻害薬（PPI）などが使用されるケースが多くなっています。

 注意！ H₂ブロッカーの使用
H₂ブロッカーも使用されますが、ほとんどは腎代謝のため減量投与が必要です。

注意！ アルミニウムが入っている胃薬
透析患者が連用するとアルミニウム脳症やアルミニウム骨症を引き起こす危険があるため、禁忌となっています。

9 睡眠薬、精神安定薬（抗不安薬）

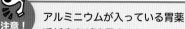

- かゆみなどが原因で不眠を訴える患者が多くみられます。
- 短時間作用型で依存性の少ないものから選択されます。

注意！ 服用後の転倒や車の運転
特に高齢患者は転倒のリスクが高まります。運転も避けるよう指導します。

10 抗ヒスタミン薬、抗アレルギー薬

- 透析患者は身体のかゆみを訴えることが多く、かゆみ止めとして使用します。
- 健腎者と同様に花粉症がある患者も多いので、アレルギー性鼻炎に対しても使われます。

 注意！ 減量や禁忌のある薬剤
処方には注意します（次頁「投与量やタイミングに注意する薬剤」参照）。

新人のよくあるギモン

抗ヒスタミン薬・抗アレルギー薬以外にかゆみに使われる薬はありますか？
かゆみに対しては抗ヒスタミン薬・抗アレルギー薬が第一選択ですが、効果不十分な場合は、選択的オピオイドκ（カッパ）受容体作動薬である、ナルフラフィン（レミッチ®）も使われます。

11 糖尿病治療薬

- 最近はDPP-4阻害薬の使用が多く、トラゼンタ®、テネリア®は常用量が使用可能で、ほかは減量が必要です。
- α-グルコシダーゼ阻害薬（α-GI、ボグリボース〈ベイスン®〉、ミグリトール〈セイブル®〉、アカルボース〈グルコバイ®〉）は常用量が使用可能です。
- 健腎者と同様に、インスリン、GLP-1受容体作動薬の自己注射も行われます。

注意！ 即効型インスリン分泌促進薬は低用量から開始
グルファスト®とシュアポスト®が使用できますが、低血糖が遷延する危険があるため、低用量から開始します。

注意！ SGLT2阻害薬
腎臓でのブドウ糖再吸収を抑制するため、透析患者では効果が期待できないとされています。

12 狭心症・不整脈に対する薬

- 透析患者は虚血性心疾患や不整脈が高頻度にみられます。
- 冠血管拡張作用のある硝酸薬やニコランジル（シグマート®）などが使われます。
- 冠動脈の血管内治療（バルーン拡張やステント留置）に伴い、アスピリン製剤やクロピドグレル（プラビックス®）、プラスグレル（エフィエント®）などの抗血小板薬が使用されることが多くなっています。
- 心房細動の合併頻度も高く、アブレーション治療などによる洞調律復帰が困難な場合は、βブロッカーやベラパミル（ワソラン®）などを用いて、頻拍を抑えるレートコントロールを行います。

⓭ 抗血小板薬・抗凝固薬

- 透析患者は心血管合併症発症頻度が高く、虚血性心疾患、脳梗塞、末梢動脈疾患などを合併しているケースが多くみられます。そのため、抗血小板薬を内服している患者が増えています。
- 心臓の弁置換術後（機械弁）や深部静脈血栓症にはワーファリンが使用されますが、プロトロンビン時間国際標準比（PT-INR）の目標範囲は通常よりやや低めとなります。

注意！ ワーファリンの使用
　心房細動に対しての脳塞栓予防には、透析患者は週に3回ヘパリンを使用していることもあって出血のリスクが高まるため、有益である場合を除いてワーファリンは使用しません。

注意！ 経口直接Xa阻害薬（DOAC）は禁忌
リクシアナ®、イグザレルト®、エリキュース®、プラザキサ®

⓮ 脂質異常症薬

注目！ 冠動脈疾患がある場合など
より低値（70〜100mg／dL以下）が目標になります。

- 高LDLコレステロール血症（140mg／dL以上）に対する薬剤：アトルバスタチン（リピトール®）、ピタバスタチン（リバロ®）、ロスバスタチン（クレストール®）などのスタチン系薬剤が多く使用されています。
- 小腸でコレステロール吸収を阻害するエゼチミブ（ゼチーア®）やEPA製剤（エパデール®）なども使用します。

注意！ 禁忌の薬剤
　主に中性脂肪を下げる目的で使用するフィブラート系の薬剤は、透析患者には禁忌です。

🐾 投与量やタイミングに注意する薬剤

- 多くの薬は肝臓か腎臓で代謝され体外に排泄されます。肝代謝が主の薬はおおむね常用量投与可能ですが、腎代謝の薬は著しく血中濃度が上昇して、重篤な副作用を引き起こす可能性があるため注意が必要です。

注目！ 他院からの処方
用量調整がされていないこともあるため、他院からの処方も把握しておきます。

- 透析で除去されやすい薬については透析後に投与するなど、投与のタイミングも考慮する必要があります。

① 抗菌薬

分類・一般名		系統あるいは商品名	投与量	備　考
βラクタム薬		ペニシリン系 セフェム系 カルバペネム系	• ほとんどの薬剤は常用量の半量程度に減量	• 透析性があるものが多い。 • 比較的安全域が広いため、短期間であれば3分の2程度の減量でも可。
マクロライド系	クラリスロマイシン	クラリシッド® クラリス®	• 1日1回200mg	• ピロリ菌除菌の場合は1回200mgを1日2回
	ロキシスロマイシン	ルリッド®	• 1日1回150mg	
	アジスロマイシン	ジスロマック®	• 1日1回500mgを3日間	• 腎機能正常者と同じ
ニューキノロン系	レボフロキサシン	クラビット®	• 初回500mg 　以後、250mg隔日	• 透析性がある。 • 透析日は透析後に内服
	シプロフロキサシン	シプロキサン®	• 1日1回200mg	
	シタフロキサシン	グレースビット®	• 1日1回50mg	
	ガレノキサシン	ジェニナック®	• 1日1回400mg	• 腎機能正常者と同じ
	モキシフロキサシン	アベロックス®		

2 抗ウイルス薬

一般名	商品名	投与量	備考
アシクロビル	ゾビラックス®	• 帯状疱疹では1日1回で、55kg以上は800mg、40〜55kgは600mg、40kg以下は400mg	• 過量投与により呂律が回らない、錯乱、傾眠、昏睡などの重篤な精神神経症状が生じやすい。
バラシクロビル	バルトレックス®	• 1回500mgを週3回透析後 • 体重60kg以上の非高齢者のみ使用可	• 透析性はあるが、添付文書通りに減量しても副作用が出現するケースがあり、注意が必要である。
ファムシクロビル	ファムビル®	• 1回250mgを週3回透析後	
アメナメビル	アメナリーフ®	• 1日1回400mg	• 腎機能正常者と同じ。

3 抗インフルエンザ薬

一般名	商品名	投与量	備考
オセルタミビル	タミフル®	• 75mgを1回内服するのみで終了	• 単回投与で5日間有効血中濃度を維持
ザナミビル	リレンザ®	• 1回10mgを1日2回吸入	
ラニナミビル	イナビル®	• 40mgを単回吸入	• 腎機能正常者と同じ。
バロキサビル	ゾフルーザ®	• 40mg（80kg以上は80mg）を単回投与	

4 鎮痛薬

一般名	商品名	投与量	備考
アセトアミノフェン	カロナール®	• 1回300〜500mg程度	• アセトアミノフェンやほとんどのNSAIDsは重篤な腎障害には禁忌となっているが、透析患者では基本的に常用量使用可能
ロキソプロフェン	ロキソニン®	• 1回60mg	
イブプロフェン	ブルフェン®	• 1回200mg	
プレガバリン	リリカ®	• 初期用量1日1回25mg • 維持量1日1回25〜50mg（最大75mg）	• 過量投与により眩暈、傾眠、血圧低下などがみられる。特に高齢者では転倒に注意する。 • リリカは透析性あり。
ミロガバリン	タリージェ®	• 初期用量1日1回2.5mg • 有効用量1日1回5〜7.5mg	
トラマドール	トラマール®	• 低用量から開始	• 大幅な減量の必要はないが慎重投与。
トラマドール・アセトアミノフェン配合	トラムセット®		
トラマドール徐放剤	ワントラム®	• 禁忌	• 副作用が増強・遷延しやすいため

5 尿酸生成抑制薬

一般名	商品名	投与量	備考
アロプリノール	ザイロリック® アロシトール®	• 1日50mgあるいは透析後のみ100mg	• 過量投与により骨髄抑制などの重篤な副作用あり。
フェブキソスタット	フェブリク®	• 1日10mgから開始 • 維持量1日5〜20mg	
トピロキソスタット	ウリアデック®	• 1回20mgを1日2回から開始	• 腎機能正常者と同じ。

6 胃酸分泌抑制薬

一般名	商品名	投与量	備 考
ファモチジン	ガスター®	• 1日10mgあるいは透析後のみ20mg	• 過量投与はせん妄、錯乱などの精神神経症状の発現頻度が高まる。 • ガスター®は透析性あり。
ラニチジン	ザンタック®	• 1日75mg	
ラフチジン	プロテカジン®	• 1回5～10mg（低用量から慎重投与）	

• **常用量使用可能**：プロトンポンプ阻害薬（PPI）であるオメプラゾール（オメプラール®）、ランソプラゾール（タケプロン®）、ラベプラゾール（パリエット®）、エソメプラゾール（ネキシウム®）、ボノプラザンフマル酸塩（タケキャブ®）

7 抗ヒスタミン薬、抗アレルギー薬

一般名	商品名	投与量	備 考
フェキソフェナジン	アレグラ®	• 1回30mg を1日2回	• 1日1回60mgでも良いと思われる。
ベポタスチン	タリオン®	• 1日1回 5～10mg	• 透析性あり。
オロパタジン	アレロック®	• 1日1回 2.5mg	
セチリジン	ジルテック®	• 禁忌	• 高い血中濃度が持続するおそれがあるため。
レボセチリジン	ザイザル®		

• **常用量使用可能**：エピナスチン（アレジオン®）、エバスチン（エバステル®）、アゼラスチン（アゼプチン®）、オキサトミド（セルテクト®）、エメダスチン（レミカット®）、ケトチフェン（ザジテン®）、メキタジン（ゼスラン®、ニポラジン®）、d-クロルフェニラミン（ポララミン®）、モンテルカスト（キプレス®、シングレア®）
• **慎重投与**：ロラタジン（クラリチン®）、デスロラタジン（デザレックス®）、ルパタジン（ルパフィン®）、ビラスチン（ビラノア®）は減量の必要はないが、血中濃度が上昇するおそれがある。

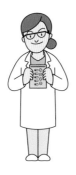 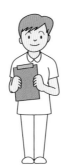 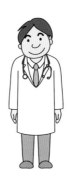

③ 検査データ

透析における基本的な検査データは、透析と「透析の間隔が最もあいている日(二日間透析をしない日；透析日が月・水・金なら月曜日、火・木・土なら火曜日)」の透析開始時に採血したデータを用います。

🐾 透析効率とは

- 透析効率とは1回の透析でどれだけ尿毒物質を除去できるか、また尿毒物質が透析前に比べ透析後にどれだけ下がったかのことです。
- 透析前に比べ透析後が低いほど効率が良いことになります。

新人のよくあるギモン

なぜ透析の基本的な検査データは間隔が最もあいている日の採血データを用いるのですか?

透析の間隔が最もあいている日の透析前が最も尿毒物質の蓄積が多いため、検査値もいちばん悪い状態になります(**図参照**)。その状態を把握するために、採血を週はじめに行います。

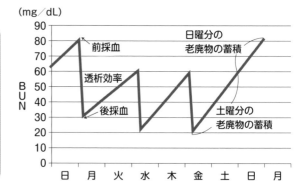

透析患者さんの1週間のデータの推移(BUN)

🐾 透析治療に関連するデータ

1 透析効率に関するデータ

検査項目	透析患者の基準値	検査からわかることなど	基準値を逸脱した場合の原因
血中尿素窒素(BUN)	• 60~90mg/dL	• 蛋白質の老廃物の量を示す値です。 • 透析効率が悪い(透析不足)ときに上昇します。	• **超える**：透析不足、蛋白質過剰摂取、消化管出血、脱水、蛋白異化亢進 • **下回る**：蛋白質摂取不足、残存腎機能あり
クレアチニン(Cr)	• **男性**：10~15mg/dL • **女性**：8~13mg/dL	• 筋肉から産生される物質で筋肉の多い人ほど高めになります。 • 透析不足で上昇します。	• **超える**：透析不足、筋肉量が多い • **下回る**：筋肉量が少ない、残存腎機能あり
KT／Vurea (読み方：ケーティー・オーバー・ブイ)	• 1.2~1.8	• 透析開始時のBUN値に対して透析後にどれだけ除去できたかを計算したものです。 • KT／V＝Ln(透析後BUN／透析前BUN)が計算式です。	• **下回る**：透析不足、シャント部再循環 **注目！** 値が大きいほど透析効率が良い状態 1.2では透析前に比べて約35%、1.8では約20%まで除去されていると考えられます。
尿酸(UA)	• 3.2~8.4mg/dL	• 痛風の原因になる透析で除去されやすい物質です。 • 透析不足で上昇します。	• **超える**：透析不足、プリン体摂取過剰

検査項目	透析患者の基準値	検査からわかることなど	基準値を逸脱した場合の原因
カリウム（K）	・3.5〜5.5mg／dL	・透析管理において最も急性に命に関わる物質です。 **注意！ 致死性の不整脈** 値が高いと発症します。その場合は、時間単位・分単位の速やかな治療が必要です。	・**超える**：透析不足、食事摂取過剰、服薬不足 ・**下回る**：食事摂取不足

2 貧血に関するデータ [1)〜4)]

検査項目	透析患者の基準値	検査からわかることなど	基準値を逸脱した場合の原因
ヘモグロビン（Hb）	・週はじめの採血で、10g／dL以上12g／dL未満	・生命予後の観点から、基準の範囲に維持することが推奨されています[1)]。 ・基準の範囲に維持するには、エリスロポエチン（EPO）や鉄剤を投与・増量・減量・中止します。 **注目！ Hb値とドライウエイト（DW）の関係** 透析後には血管内の水分除去によって濃縮され値が上昇します。値が通常より上昇している場合はDWが低すぎる、低い場合はDWが高すぎる可能性があります。	・**超える**：エリスロポエチン過剰、多血症 ・**下回る**：エリスロポエチン不足、鉄欠乏性貧血、出血（特に消化管出血）、慢性炎症、透析不足 **注意！ 動脈硬化の強い高齢患者の場合** 貧血を改善し過ぎると、脳梗塞や心筋梗塞などの病気を起こしやすくなります。
フェリチン	・50〜300ng／mL	・体内に貯蔵される鉄の量を表しています。 **注目！ 鉄剤使用や使用中止の目安** フェリチン<50〜100ng／mL、Tsat<20％程度になるように鉄剤を使用し、>300ng／mLでは鉄剤使用を中止します。	・**超える**：鉄過剰、悪性腫瘍、慢性炎症 **注意！ 慢性炎症や悪性腫瘍がある場合** 上昇するので、鉄の指標にはなりません。
トランスフェリン飽和度（TSAT）	・20〜50％	・血液中の鉄の量を表しています。 ・**計算式**：TSAT＝〔血清鉄／総鉄結合能（TIBC）〕×100	・**超える**：鉄過剰 ・**下回る**：鉄不足

これも覚えておこう！

透析療法に伴う鉄の喪失
透析療法における回路内残血や採血によって、年間約2gの鉄を喪失するため、透析患者は定期的な鉄の補充を必要とする場合が多いです。

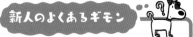

新人のよくあるギモン

透析患者では、一般的な貧血の検査と評価に用いる検査項目が異なるのはなぜですか？
鉄欠乏性貧血の場合、一般的な検査ではMCV（平均赤血球容積）やMCHC（平均赤血球血色素濃度）が低くなる小球性貧血となりますが、透析患者さんではそうならないことのほうが多いです。このように、一般的な貧血の評価では、透析患者の体内の鉄の量をうまく反映しないことがあるため、透析患者の鉄評価には血清フェリチンとTSATを用いることを推奨しています。

3 水分、塩分に関するデータ

ドライウエイト、標準体重（DW）

● 透析患者さんは尿が出ないため、摂取した水分は蓄積し、透析で除去する必要が生じます。水分の蓄積は体重の増加となって現れ、透析患者さんの1週間のデータの推移（BUN）の図（**前々頁参照**）と同じように体重も推移します。

● 週末の透析後の体重が一番余分な水分がない状態であり、これをドライ（乾いた）ウエイト（体重）といいます。

● 余分な水分が異常に蓄積していると、浮腫が生じたり、血圧が上がったり、心臓が大きくなったりします。このような症状が出ないように、ドライウエイトを設定します。

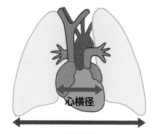

CTRの測り方

心横径

胸郭横径

CTR（%）＝心横径／胸郭横径×100

水分、塩分に関するデータ

検査項目	透析患者の基準値	検査からわかることなど	基準値を逸脱した場合の原因
デルタBW（ΔBW）	● ドライウエイトの5%以内	● 前回透析からの体重増加量で、DWの5%以内が安全に除水できる透析の基準と考えられます。	● 超える：水分過剰 ● 下回る：栄養摂取不足、脱水
心胸比（CTR）	● 50%以下	● 胸部X線写真の心臓の横幅と胸郭の横幅の比です（測り方は頁上の図参照）。 **注意！ 非常に個人差が大きい指標** 一般的な値が50%以下であって、心機能低下で大きくなったり、肺気腫などで小さくなったりします。患者ごとの経時的変化で判断します。	● 超える：水分過剰、心不全、心嚢水貯留 ● 下回る：脱水、肺気腫 **注目！ CTRが大きい場合** ● CTRが大きいほど、体内に余分な水分があると考えます。
ナトリウム（Na）	● 135〜150mEq／L	● 透析患者では、低めになることが多いです。 **注目！ 体内の塩分が薄まると低くなる** 低い場合は体内のNa不足を表しているのではなく、体内の水分貯留が多いために薄まっていることがほとんどです。	● 超える：水分欠乏、塩分過剰 ● 下回る：水分過剰、塩分不足
ヒト心房性ナトリウム利尿ペプチド（hANP、読み方：ハンプ）	● 透析後50pg／mL以下	● 体内の水分量を敏感に表す値です。 ● 定期的に測定することは少ないですが、DWの設定に悩んだときに役に立つ指標です。	● 超える：水分過剰 **注目！ 透析後も高値な場合** まだ体内に余分に水分があることを表し、その時点の体重よりはDWは低いと考えられます。

これも覚えておこう！

脳性ナトリウム利尿ペプチド（BNP）
心臓の障害の程度を表す値です。上の表のhANPと似たような検査名ですが、単回測定では体内の水分量の指標にはなりません。しかし、以前との比較で上昇していれば水分過多の指標となり得ます（**透析患者の基準値：150〜200pg／mL以下**）。

4 CKD-MBD（慢性腎不全に伴う骨ミネラル代謝異常）に関するデータ[5]

検査項目	透析患者の基準値	検査からわかることなど	基準値を逸脱した場合の原因
補正カルシウム濃度（補正Ca濃度）	• 8.4〜10.0mg／dL	• 低アルブミン血症（4.0g／dL未満）がある場合は、Caの値が実際より低めになるため、補正Ca濃度＝実測Ca濃度＋（4－アルブミン濃度）の計算式で補正し、これを指標とします。 **注意！ alb＞4の場合** 補正は必要ありません。	• **超える**：薬剤性（ビタミンD製剤、Ca製剤）、結核、サルコイドーシス、悪性腫瘍 • **下回る**：薬剤性（Ca受容体作動薬、骨粗鬆症治療薬） **注意！ 想定外の異常値が見られた場合** 整形外科などから骨粗鬆症治療薬が処方されていないか確認します。
リン（P）	• 3.5〜6.0mg／dL	• リンの値が悪くなると血管の石灰化が生命予後に影響 **注目！ 優先順位はP、Ca、PTHの順** P、Ca、PTHの順で優先して、管理目標値内に維持することが推奨されています。	• **超える**：P摂取過剰、透析不足、薬剤性（ビタミンD製剤） • **下回る**：栄養不足
補正カルシウム濃度×P積（補正Ca×P）	• 55以下	• この値が上がると異所性石灰化が生じやすくなります。	• **超える**：補正Ca濃度とPの原因参照 • **下回る**：栄養不足
インタクトPTH、副甲状腺ホルモン（I-PTH）	• 60pg／mL以上 240pg／mL以下	• 高度の二次性副甲状腺機能亢進症は500pg／mL以上とされます。	• **超える**：二次性副甲状腺機能亢進症 • **下回る**：薬剤性（ビタミンD製剤、Ca受容体作動薬）、無形成骨症、副甲状腺摘出後
アルカリフォスファターゼ（ALP）	• 80〜260IU／L	• ALPは骨と肝臓に多く存在し、肝機能障害でも上昇します。	• **超える**：二次性副甲状腺機能亢進症、肝機能障害、骨折、骨転移

5 感染に関するデータ

検査項目	透析患者の基準値	検査からわかることなど	基準値を逸脱した場合の原因
白血球（WBC）	• 3,500〜10,000／μL	• 炎症出現時上昇します。 **注目！ 透析開始30分までは下降、1時間位で改善、後半は上昇** 透析患者では透析開始後にWBCの値が変化することがあるため、出来る限り透析開始前の採血が望ましいです。	• **超える**：炎症出現時や特に細菌感染時 • **下回る**：ウイルス感染、非常に重篤な細菌感染
C-反応性蛋白（CRP）	• 0.1mg／dL以下	• 炎症出現時上昇します。 **注目！ WBCより遅れて上昇する** 炎症症状が出現したばかりでは上昇が見られないことも多く、WBCのみの上昇も多く見られます。	• **超える**：炎症出現時、上昇。ただしウイルス感染時はあまり強い上昇はしません。

6 その他のデータ

検査項目	透析患者の基準値	検査からわかることなど
アルブミン (Alb)	・3.8〜5.3g／dL	・主に栄養状態を表す値です。 ・透析患者では、Alb＜3.5になると生命予後が悪化するといわれています。 **注目！ 体内の水分量の指標** ヘモグロビン（Hb）やヘマトクリット（Ht）と同様に透析後には濃縮されるため、体内の水分量の指標になります。
LDLコレステロール (LDL)	・透析前（随時採血）の採血：120mg／dL未満[6]	・脂質からみた栄養状態を表す値です。また、リポタンパクの分泌と異化代謝のバランスをみる指標です。 ・通常は空腹時採血を基準としますが、透析患者の空腹時採血は困難なことが多いため、日本透析医学会ではルーチン評価には、透析前（随時採血）の採血の値を基準とすることにしています。
プロトロンビン時間国際標準比 (PT-INR)	・2.0未満[7]	・ワーファリン製剤の内服量コントロールに使用される指標です（透析患者以外の一般的なワーファリン製剤使用時のINR：2.0〜3.0程度）。 ・脳血管疾患や心房細動を併発している患者にワーファリン製剤の使用がしばしばみられます。 **注目！ 透析患者でのワーファリン製剤の使用** 心臓弁膜症手術後の患者以外の使用は推奨されておらず、使用する場合もPT-INR＜2.0とします。
マグネシウム (Mg)	・1.5〜2.5mg／dL	・透析患者にみられる代表的なMgの異常は高Mg血症です。そのほとんどが下剤の内服によるもので、特に透析治療では、食事、水分制限、内服薬の問題などから便秘が生じやすく、透析患者は下剤を服用していることが多いです（p.125「7 下剤」参照）。 **注意！ Mg含有の下剤の服用** 透析患者はMgの排泄ができないため、Mg含有の下剤を服用すると高Mg血症を併発し、食欲不振や意識障害を生じます。 **注目！ 他科での処方や市販薬も把握する** 透析患者がMgの排泄ができないことを患者や他科の医師が知らずに、他科で処方されたり、患者が市販薬を購入したりすることがあります。
グリコアルブミン(GA)	・20〜24％未満[8]	・主として過去約2週間の平均血糖値を反映します。 ・随時血糖値（透析前血糖値；食後約2時間血糖値）180〜200mg／dL未満、GA値20.0％未満、また心血管イベント既往歴を有し、低血糖傾向のある場合はGA値24.0％未満が血糖コントロールの暫定的目標値として提案されています。 **注目！ HbA1cの約3倍が目安** GAの基準値はHbA1cの約3倍です。
ヘモグロビンA1c (HbA1c)	・6〜8程度	・過去約1〜2カ月の血糖値を反映します。 **注意！ 透析患者のHbA1cは低い** 透析患者は貧血があり、血液細胞の寿命も短いことから、一般の患者よりHbA1cが低めになっているので注意が必要です。このため日本透析医学会からは血糖管理の指標としてHbA1cよりもGAを使用することが推奨されています。

④ 腎臓リハビリテーションと透析中の運動療法

透析患者は体力や筋力が低下しやすく、透析患者の生命予後は運動習慣（軽度から中等度の運動を週2～3回）があるほうがよいといわれています。そのため、運動耐容能（全身の持久力）や歩行機能、QOLなどの改善を目的に運動療法を行います。

腎臓リハビリテーション

腎臓リハビリテーションの定義や目的

- 腎臓リハビリテーションは、慢性腎臓病や透析患者に対して行われるもので、運動療法を中心として、さらに薬物療法、食事療法、精神的ケアなどを行うプログラムのことです。

- 以前は、慢性腎臓病患者は運動を制限されていましたが、運動には心血管疾患の予防や腎機能の低下の抑制、透析治療開始を遅らせる効果がみられることなどから、現在は慢性腎臓病や透析患者に対して運動療法が推奨されています。

> **根拠** 腎臓リハビリテーションの定義
> 「腎疾患や透析医療に基づく身体的・精神的影響を軽減させ、症状を調整し、生命予後を改善し、心理社会的ならびに職業的な状況を改善することを目的として、運動療法、食事療法と水分管理、薬物療法、教育、精神、心理的サポートなどを行う、長期にわたる包括的なプログラム」[1] と定義されています。

> **注目！ 軽度から中等度の運動の効果**
> 長期的にも腎機能に悪影響はなく、むしろ好ましい効果をもたらします。運動で筋肉をつければ、日常生活を快適に過ごすためにも役立ち、転倒の予防にもなります。

透析中の腎臓リハビリテーション

- 運動療法の開始前には、身体機能の評価などメディカルチェックを行うことが重要です。

血液透析中に運動療法を行う際のメディカルチェック

血圧の管理	・透析開始前・透析中・透析後の血圧変動だけではなく、週当たりの変動を確認します。 **注目！ 透析中の運動開始のタイミング** 低血圧を予防するためには、透析開始の約2時間後に運動を開始します。 **注意！ 血圧の異常が頻回にみられる場合** 心血管系の合併症に注意します。
バスキュラーアクセスの管理	・運動は、バスキュラーアクセスの圧迫や閉塞といったトラブルを誘発しない方法を選択します。
運動の中止基準	・胸痛、呼吸困難、失神、めまい、ふらつき、下肢疼痛、チアノーゼ、顔面蒼白、冷汗、運動失調、血圧低下、異常な血圧上昇がみられる場合は運動を中止します。 **注意！ 透析中に運動を制限する必要がある疾患** 心臓の病気、重度の糖尿病、腎臓以外の臓器に合併症がある場合など

透析中の運動療法

- 運動療法は、透析患者が長生きし、よりよい生活を送るために必要です。しかし、身体的・精神的・時間的に非常に負担が大きい透析療法に加えて、さらに家などで運動を継続して実施していくことは現実的には難しいといえます。
- 透析中に機器などを利用して運動を行う方法が、患者への負担が軽く継続しやすいです。

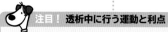

注目！　透析中に行う運動と利点

有酸素運動（酸素が必要な負荷が軽い運動；ウォーキング、水泳など）には下肢エルゴメーター、レジスタンス運動（筋力に抵抗〈レジスタンス〉をかけるダンベルなどのトレーニング）には神経電気刺激装置（ベルト式骨格筋電気刺激）などを利用すれば、安全に行え、透析時間の有効活用にもなります。

下肢エルゴメーターによる有酸素運動

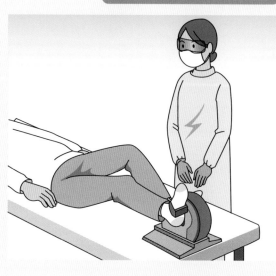

神経電気刺激装置によるベルト式骨格筋電気刺激

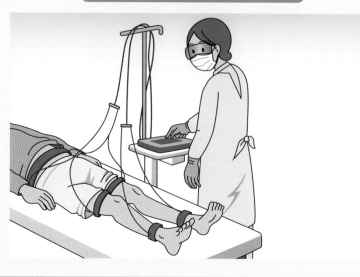

🐾 加齢に伴う筋力低下の原因

　加齢や透析患者で起こりやすいサルコペニアとフレイルについて説明します。適切な食事や継続的な運動を行うと、筋力の維持が期待でき、これらの予防にも役立ちます。

サルコペニア

- **サルコペニアとは**：加齢による筋肉量の減少および筋力の低下が病的なレベルで生じたり、日常生活に支障を来したりする状態です。
- **原因**：加齢が原因で起こる一次性と、生活スタイルや身体的な病気、栄養不足などが原因で起こる二次性に分類されます。

注目！　環境的な変化も誘因となる

病気による短期間の入院生活や透析導入など、環境の変化がきっかけで、急激に機能が低下して発症することもあります。

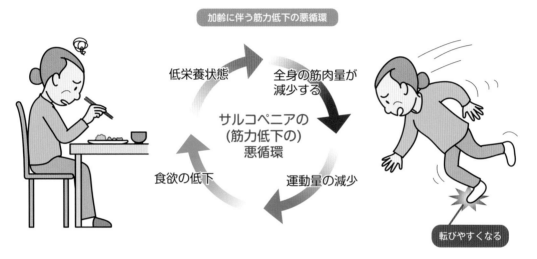

加齢に伴う筋力低下の悪循環

低栄養状態 → 全身の筋肉量が減少する → 運動量の減少 → 食欲の低下 →（サルコペニアの（筋力低下の）悪循環）

転びやすくなる

フレイル

- **フレイルとは**：「加齢とともに心身の活力（運動機能や認知機能など）が低下し、複数の慢性疾患の併存などの影響もあり、生活機能が障害され、心身の脆弱性が出現した状態であるが、一方で適切な介入・支援により**生活機能の維持向上が可能**な状態像」[2] とされています。
- **原因**：2大要因は老化と疾病ですが、加齢に伴うさまざまな心身的・精神的・社会的な環境変化などの要因が複合的に重なり合うことでも起こります（**表参照**）。

フレイルの3つの要因

身体的な衰え	・活動量・筋力・身体機能の低下 ・サルコペニアの進行 ・病気や手術による長期安静　　など
心理・精神的な衰え	・認知機能・気力の低下 ・疲れを感じやすくなる　　など
社会性の衰え	・収入や家族役割の変化 ・閉じこもり　　など

- **診断方法**：「日本版CHS基準」[3] という評価方法がよく用いられます。また、①栄養、②身体活動、③社会参加のそれぞれに関する項目をチェックしていく必要があります。

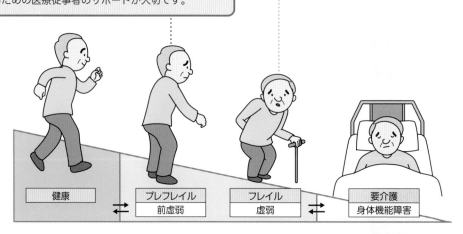

注意！ フレイルの予防と社会的かかわり
フレイルを進行させないためには、**初期の段階（プレフレイル）で気付いて、**腎臓リハビリテーションなどで運動機能や認知機能の低下を防ぐとともに、透析患者が社会的なかかわりをもち続けるための医療従事者のサポートが大切です。

注目！ 元気な状態に戻ることができる時期
健康から要介護へ移行する「中間の段階」であるため、適切に支援を受けることで回復が可能です。

健康	プレフレイル	フレイル	要介護
	前虚弱	虚弱	身体機能障害

新人のよくあるギモン

透析治療はフレイルやサルコペニアにどう影響しますか？
透析治療は透析時間、待機時間などを合わせると1週間で13〜16時間ほど安静状態が続きます。さらに透析後の倦怠感などにより行動が制限されることで筋力低下や運動機能の低下につながります。また食事制限により栄養状態が低下、加齢による運動機能、身体機能が低下していることで活動性の低下がみられることから、フレイルやサルコペニアを発症する可能性が高くなります。

7章

透析患者のセルフマネジメント支援

① 透析導入期のセルフマネジメント支援

　透析導入期は、透析療法を受けることが決まり、日常生活や自分の役割、仕事、人間関係などが失われていくような喪失感を何度も体験する身体的・精神的につらい時期です。しかし、この先続く治療生活を安定して送るために、大切な時期でもあります。透析導入期の特徴や透析患者とのかかわり方を理解して、支援に活かしましょう。

❀ 透析導入期とは

- 透析治療導入後、心身ともに安定するまでの期間を透析導入期といいます。

透析導入による変化と特徴（文献1より引用改変）	
身体的変化	• 透析による尿毒症や体液過剰、電解質バランスの是正など • 透析による合併症
精神的変化	• 透析導入に伴う諸々の不安や喪失体験による心理的反応
社会的変化	• 生活リズムの変化、透析に伴う制約による日常生活の変化や負担 • 家庭や職場における立場や役割の変化など

注目！ 期間には個人差がある

導入後安定するまでの経過によって透析導入期の長さは個人差が大きく、期間を一概に数値で表すことはできません。

❀ 透析導入期の患者のセルフマネジメント

- **治療の中心は患者の自己管理**：透析療法に至る慢性腎臓病は完治が望めないため、透析患者は「治療によって元の生活に戻る」のではなく、「治療を受けながらの生活に変えていく（治療が生活の一部となる）」必要があります。
- 治療を受けながら生活する知識や方法を学んで、治療と折り合いをつけながら日々の生活を送ります。

透析導入期の患者の心理

- 透析治療の導入が決まった患者の精神的打撃は大きく、医療従事者につらい気持ちを表出することも多いです。
- 完治が望めない透析患者は多くの喪失体験をします。

アルフォンス・デーケンの悲嘆のプロセス12段階（喪の作業）	
❶精神的打撃、衝撃、ショックと麻痺状態 ❷否認 ❸取り引き ❹パニック ❺怒りと不等感 ❻敵意、恨み、攻撃 ❼罪悪感	❽空想形成、幻想・妄想 ❾孤独感・抑うつ ❿あきらめ（受容） ⓫新しい希望、笑いやユーモアの復活 ⓬立ち直り、患者としての新しい役割の獲得

注目！ 喪の作業と患者の心理的過程

「喪の作業」とは、喪失体験をしたときにたどる心理的過程のことです（**表参照**）。病気の完治が望めない透析患者も多くの喪失を体験します。これらは一方向に進むものではなく、同じ場所に止まったり、行きつ戻りつ、先に進めない人もいます。

（春木繁一. 支えるサイコネフロロジーの臨床：透析患者の心を受け止める.
大阪, メディカ出版, 2010, 69. より引用）

患者がつらい心理状態にあるときでも指導するのですか？
導入期は透析治療を理解してもらおうと、「指導」中心になりやすいです。
しかし、患者がつらい心理状態にあると、受け止められません。つらくてもこの先も続く治療生活を安定して送るためには、患者それぞれの状態に合ったかかわりを考えていく必要があります。いきなり指導を行うのではなく、まずは患者に「今までの治療の経過や、病気 に対する考え方、透析治療についてどう捉えているのか」などをつらい心理状況も含めて語ってもらいましょう。生涯続く治療で大切なのは、「指導」していくことより、支え助けていく「支援」です。患者の言葉の中から、患者の生活 に必要な指導・支援が見えてきます。

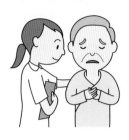

透析導入期の患者支援

- 透析療法は腎機能を「部分的」に補完する治療であるため、血液透析だけではカバーできない腎機能の役割を、食事や生活上の制限などによって自己管理しながら調整していくことが大切です。
- **透析導入期の支援内容**：患者に「血液透析の治療と透析を受けている生活について理解してもらうための学習支援」を中心とした学習援助型の支援となります。

 注目！ 学習援助型の支援

透析導入後は、これまで急性期に行われたような画一的な「指導型の支援」から、個々の患者の状況に合わせた「学習援助型の支援」へと支援方法が変化します。画一的なものではなく、個々の患者がそれぞれの生活に取り入れられるように、患者の話をよく聞き、状況に合わせた提案やアドバイスなどの学習援助を行います。

これも覚えておこう！

患者の透析以外の生活も理解する
安定した生活を送ったり、合併症などのさまざまな問題を早期発見・早期治療したりするためには、患者が「いま生じている問題や悩みをすぐに医療者に話せる」ような関係づくりが大切です。医療者はパートナーであり、サポーターです。患者の生活に必要な助言や情報提供を行うためには、透析を受けている時間の患者を見ているだけでなく、透析している時間以外の生活についても理解することが必要です。

透析導入期の患者への学習支援内容

❶血液透析について
❷バスキュラーアクセスについて
❸日常生活（食事療法、水分管理、薬物療法）
❹検査データについて
❺フットケア
❻社会資源
❼合併症について

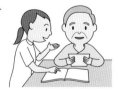

 まめちしき 慢性腎臓病療養指導看護師（CKDLN）

慢性腎臓病療養指導看護師（CKDLN：chronic kidney disease leading nurse）は、日本腎不全看護学会が、慢性腎臓病看護現場における看護ケアの質の向上を図ることを目的（熟練した看護技術と知識を用いて水準の高い看護実践ができる看護師を養成する目的）として導入した資格です。この資格制度は、日本透析医学会、日本腎臓学会、日本移植学会、日本泌尿器科学会、日本腹膜透析医学会の6学会によって合同認定されています。詳細は、日本腎不全看護学会のホームページを参照してください（http://ja-nn.jp/modules/dln/index.php?content_id=1〈2023年1月閲覧〉）。

2 透析維持期のセルフマネジメント支援

透析治療を日常生活の一部に取り込み、安定した日々を送るための支援をしていきます。

透析維持期とは

- 心身ともに透析をしている生活に慣れてきた時期を透析維持期といいます。透析導入期と同様に、透析維持期の期間についても個人差が大きいです。

透析維持期の患者のセルフマネジメントと患者支援

- 長く続く治療や生涯続く自己管理は、身体的・精神的に大きなストレスとなります。
- 継続的に自己管理を行っていくためには、医療従事者からの指示どおりに行動するだけではなく、患者が自分で自分に合った方法を考えていくことが重要です。

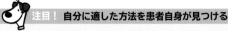

注目！　自分に適した方法を患者自身が見つける

自己管理を継続するうえで生じるストレスをうまく管理するためには、透析をしている生活を日常生活の一部として取り込み、自分に適した方法を患者自身が見出して、自分で生活を維持できるようにコントロールしていくことが必要です。

- **看護師の役割**：患者が設定した目標を達成するためのプロセスを援助していきます。必要に応じて、患者の問題や困り事の相談にのったり、生活上の調整などの援助も行います。
- **透析維持期の支援内容**：透析導入期の「学習援助型の支援」から、「知識を身につけた患者が、生活を維持していくための支援（生活を援助する支援）」に変わってきます。

注目！　日常生活における自己管理は患者が主体的に行うことが大切

患者の活動の多くは病院の外で行われていますので、医療従事者が日常生活までコントロールすることはできません。生活の中で起こる問題に対処するためには、患者自身が主体的に自己管理を行うことが大切です。

注意！　医療従事者が患者に伝える情報量
医療従事者が患者に伝える知識は多ければよいというわけではありません。大切なのは、患者がセルフマネジメントしていくうえで必要な知識を伝えることです。

- 患者の日常生活は、これまでの患者の生活史によりさまざまな影響を受けます。

注目！　患者の背景を理解する

画一的な指導ではなく、患者の生活史などから患者の背景を理解して、その人に合った方法を提案していきます。

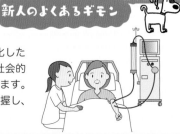

新人のよくあるギモン

自己管理に問題ない患者にも、看護のかかわりは必要ですか？
日頃から自己管理が良好で問題がなさそうな患者でも、長い治療生活の経過の中ではさまざまな問題が発生します。また、透析が長期化したことによる合併症の発生、ADLの変化、加齢による身体状況の変化、社会的役割の変化などにより、その時々で必要な援助の内容は変わっていきます。適切な時期に支援を開始するためには、日々のかかわりの中で状況を把握し、問題が発生したときは、早期に対応できることが大切です。

❸ 糖尿病性腎症患者の看護

透析導入患者の原疾患として最も多いのが糖尿病性腎症です。長い糖尿病歴からさまざまな合併症があるため、疾患の管理と合併症の進展・予防のためのセルフマネジメント支援が重要です。

🐾 糖尿病合併症の症状

● 糖尿病を合併している透析患者は、大血管障害と細小血管障害に注意します。

糖尿病性神経障害は自覚しにくい
患者が症状を自覚しにくいことを念頭に、観察と情報収集をしていきます。

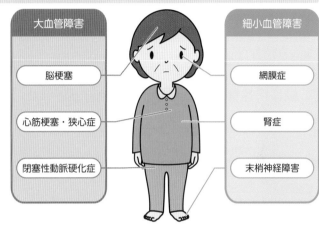

大血管障害	細小血管障害
脳梗塞	網膜症
心筋梗塞・狭心症	腎症
閉塞性動脈硬化症	末梢神経障害

■ 糖尿病合併症の症状と観察ポイント

合併症	症状と観察ポイント
脳梗塞	● 症状：手足の麻痺、ろれつがまわらないなど **注意！観察ポイント** 表情や話し方がいつもと違うなど、わずかな変化を見逃さないようにしましょう。高血糖や低血糖症状との判別も重要です。
心筋梗塞・狭心症	● 症状：胸痛発作 **注意！観察ポイント** 胸痛ではなく「胸のあたりが変な感じ」というような表現で訴えることもあります。また、症状を自覚しないこともあるので、心電図変化に注意しましょう。
閉塞性動脈硬化症	● 症状：間欠性跛行（一定の距離を歩くと、足に痛み、しびれ、疲労感などが出現する症状） **注目！観察ポイント** しばらく休むと治まるため、「長い距離を歩くときは、休憩を入れないと歩けなくなった」と思いながらも症状を訴えないことがあります。日常の歩行状態の観察に加え、患者や家族から情報収集することが大切です。
網膜症	● 症状：視力低下　**注目！定期的な眼科受診を勧める** 徐々に症状が進行するため、自覚したときには失明など深刻な状態になっていることがあります。症状の有無にかかわらず、定期的な眼科受診を勧めましょう。

合併症	症状と観察ポイント	
末梢神経障害	● **症状**：足裏の冷感やしびれ	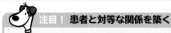 **注目！ 観察ポイント** 患者とともに足を診て、触って観察します。感覚や知覚が低下しているため、傷ができても気がつかないこともあります。足壊疽などの重症化を予防するためには、日頃から患者自身に足観察の習慣を持ってもらうことが大切です。

糖尿病性腎症患者のセルフマネジメント支援

● 患者自身がマネジメント意欲を持ち、やればできるという気持ちを高めていくような支援が大切です。

● 患者の生活背景に合わせた管理方法を、医療従事者と患者がいっしょに考えていきます。

注目！ 患者と対等な関係を築く

「指導をする側・される側という関係」ではなく、「ともに考えていく関係」を築くことが大切です。

糖尿病性腎症患者のセルフマネジメントのポイント

血糖管理	透析患者の血糖管理には、GA（グリコアルブミン）を指標とします（p.130「6章❸検査データ」参照）。
血圧管理	自律神経障害により起立性低血圧を起こしやすいため、ゆっくりと起き上がるなど指導します。
適度な運動	無理なく行える方法を患者とともに検討し、継続できるよう支援していきます（p.135「6章❹腎臓リハビリテーションと透析中の運動療法」参照）。
食事管理	特に、糖尿病を合併していると透析導入前と導入後の食事療法には違いがあり、患者が戸惑うことが多いです（p.116「6章❶食事療法」参照）。患者にとって、変更は容易ではないことを理解して支援します。
フットケア	患者自身が足に関心を持ち、足の観察を習慣化できるよう支援します（p.147「7章❺析患者のフットケア」参照）。

心理的ケアと支援

（p.140～142「❶透析導入期のセルフマネジメント支援」「❷透析維持期のセルフマネジメント支援」参照）

● 糖尿病患者は、さまざまな心理的・社会的ストレスを感じながら、長期にわたって自己管理を行っています。そのような中で透析導入になると、自分を責めたり、自己評価が低下したり、強い喪失体験を何度も経験します。

糖尿病性腎症患者に特徴的な心理

強い喪失体験

透析開始は、健康の喪失、自信の喪失につながります。透析による生活の制約が拡大し、家族内や社会的役割の変更を強いられることは、強い喪失体験となります。

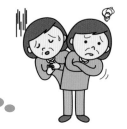

自己評価の低下

自己評価の低下により、医療者に対して高圧的な態度をとったり、さまざまな要求を繰り返したりすることがあります。

 これも覚えておこう！

まずは問題解決思考を保留にして、患者の話を丁寧に傾聴してみよう！
看護師は、苦痛の軽減を図ろうとするあまり、一方的に解決策を提示してしまいがちです。しかし、まずは問題解決思考を保留し、患者の話を丁寧に聴くことが大切です。患者とともに考え、患者主体で実行していくセルフケアでは、患者が「この人は信頼して治療の話ができる」と感じるような関係の構築が非常に重要です。

④ 高齢透析患者の看護

患者が、住み慣れた場所で自立して生活するためには、身体機能低下の予防が重要です。また、患者の生活史を理解し、「その人らしく生きる」ことができるよう支援することが大切です。

🐾 高齢透析患者の症状や身体的特徴

● 高齢透析患者は、透析の影響で身体的問題が悪化してしまう可能性があります。

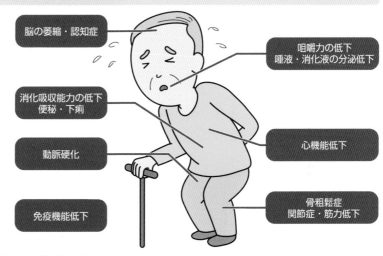

脳の萎縮・認知症

咀嚼力の低下
唾液・消化液の分泌低下

消化吸収能力の低下
便秘・下痢

動脈硬化

心機能低下

免疫機能低下

骨粗鬆症
関節症・筋力低下

🔵 透析による影響と観察のポイント

症 状	透析による影響と支援のポイント
脳の萎縮・認知症	● 透析中の低血圧は脳血流を低下させ、脳障害や認知機能障害を引き起こします。 🐕 **注目！ 観察ポイント（わずかな変化も見落とさない！）** これまで理解や管理ができていたことができなくなるなど、わずかな変化も見落とさないように観察します。
動脈硬化	● 透析による循環動態の変動は、末梢血管障害を招きやすいです。 🐕 **注目！ 観察ポイント（足背動脈の触知や浮腫の有無など）** 認知機能の低下などにより症状を伝えることができない場合があるので、足背動脈の触知や浮腫の有無などは訴えの有無にかかわらず観察することが大切です。
咀嚼力や消化吸収力の低下、唾液や消化液の分泌低下、便秘・下痢	● 透析療法に伴う食事管理に起因して低栄養が起こりやすくなります。 🐕 **注意！ 思い込みによる食事量の低下** 食事は、きちんと必要な量を食べてもらうようなかかわりが大切です。特に、「○○を食べすぎないように」などと指導されると、患者が食べてはいけないと思い込み食事量が低下して、低栄養になることもあります。
骨粗鬆症、関節症、筋力低下	● 透析療法に伴う日常活動度の低下が起こります。 🐕 **注目！ 無理のない範囲で体を動かす** 筋力トレーニングやウォーキングなどを指導しましょう。

症　状	透析による影響と支援のポイント
心機能低下	● シャント血流の増加や透析中低血圧が原因で心筋虚血が起こります。 **注目！　支援のポイント（高齢患者は透析中の低血圧が生じやすい）** 頻回に観察したり、ナースコールを手元に置いたりするなどの対応が必要です。透析終了後も、血圧の状態を観察しながら、徐々にベッドをギャッジアップするようにしましょう。
免疫機能低下	● 腎不全と透析治療という外的な要因により感染症にかかりやすいです。 **注意！　感染症状の現れ方（軽微な症状を見逃さない！）** 十分な観察や同居家族から情報を得ることなども考慮しましょう。

🐾 高齢透析患者のセルフマネジメント支援

● 高齢透析患者は、フレイルの状態になる可能性が高いといわれています（**p.137、6章❹「フレイル」参照**）。

▦ 高齢透析患者に対する包括的な支援

● **看護師の役割**：患者がフレイルの状態にならないように、包括的な支援が求められます。

注目！　フレイルは身体的な問題だけではない
フレイルは、加齢により体力や気力が弱まっている状態で、身体的問題、認知機能障害などの精神的・心理的問題、経済的困窮や社会交流低下などの社会的問題などを含みます。

▦ 高齢透析患者の終末期支援

● 終末期における支援は、患者の希望を中心におき、「本人にとって何が最善か」を患者・家族・医療・介護チームなどで話し合い、合意形成することが大切です。そのためには、「どこで、どのような最期を過ごしたいか」など、普段から患者の思いをチームで共有しておくことが大切です。

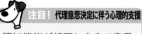
注目！　代理意思決定に伴う心理的支援
認知機能が低下し自身で意思決定できない患者の家族には、代理決定（意思表示が困難な場合に家族が代わって治療に関わる方針の意思決定を行うこと）に伴う心理的支援も重要となります。

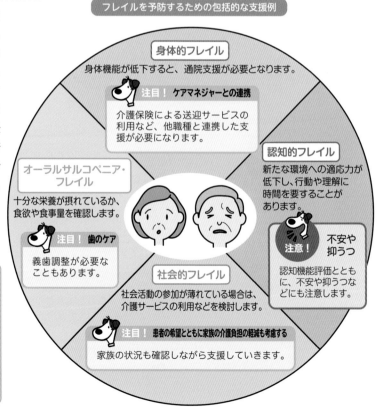

フレイルを予防するための包括的な支援例

身体的フレイル
身体機能が低下すると、通院支援が必要となります。

注目！　ケアマネジャーとの連携
介護保険による送迎サービスの利用など、他職種と連携した支援が必要になります。

認知的フレイル
新たな環境への適応力が低下し、行動や理解に時間を要することがあります。

注意！　不安や抑うつ
認知機能評価とともに、不安や抑うつなどにも注意します。

オーラルサルコペニア・フレイル
十分な栄養が摂れているか、食欲や食事量を確認します。

注目！　歯のケア
義歯調整が必要なこともあります。

社会的フレイル
社会活動の参加が薄れている場合は、介護サービスの利用などを検討します。

注目！　患者の希望とともに家族の介護負担の軽減も考慮する
家族の状況も確認しながら支援していきます。

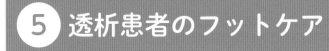

⑤ 透析患者のフットケア

　日常生活上におけるフットケアの方法を解説します。透析患者は、末梢動脈疾患(PAD)を発症しやすく、また自覚症状がないことも多いため、日頃から足をよく観察・ケアして、予防・早期発見に努めることが大切です。

🐾 末梢動脈疾患（PAD）

- 末梢動脈疾患（PAD：peripheral arterial disease）は、冠動脈以外の末梢動脈に生じる病変の総称です。
- PADは、主にコレステロールの沈着や石灰化によって動脈内腔が狭窄・閉塞し、循環障害を来した病態です。
- 自覚症状がない場合も多いので、自覚症状に頼るのではなく、日頃の観察が大切です。

> **注意！**
> **潰瘍・壊疽に至る危険性**
> PADの発症により、小さな傷が潰瘍・壊疽に至る危険性が高く、自覚症状に乏しい場合には重症下肢虚血（CLI：critical limb ischemia）となって発見されることも多いです。

▰ PADの症状と観察

- **主な自覚症状**：しびれ、冷感、色調の変化、間欠性跛行
- **他覚所見**：動脈触知の消失・微弱、体毛の消失

🐾 観察ポイント（足背動脈、後脛骨動脈、膝窩動脈）

①足背動脈	②後脛骨動脈	③膝窩動脈
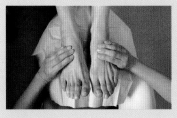	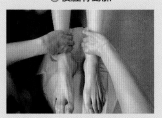	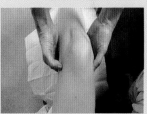

- ☑ **動脈の触知**：問題がなく動脈に触れるかを確認します。
- ☑ **左右差**：左右差を確認する際には、両手で触知確認をします。
- ☑ **皮膚の色**：血流障害がある場合は、皮膚色が赤紫や紫を帯びた色になっています。
- ☑ **冷感の有無**
- ☑ **下腿部の筋肉の萎縮の有無**
- ☑ **体毛の有無**：下腿の体毛がなく、皮膚が光沢を帯びて菲薄化していることが多いです。

■ PADの重症度分類

● 下肢虚血の重症度を評価するスケールとしてFontaine（フォンテイン）分類があります。

Fontaine（フォンテイン）分類

Ⅰ度	無症状・冷感・しびれ
Ⅱ度	間欠性跛行
Ⅲ度	安静時疼痛
Ⅳ度	潰瘍・壊死

注目！ 間欠性跛行

歩行困難な患者も多いため、間欠性跛行の有無だけでは判断できません。腰部脊柱管狭窄症と症状が似ているので、違い（**下記の表参照**）を理解しておきましょう。

注意！ 下肢切断に至る重症下肢虚血

Ⅲ度・Ⅳ度は重症下肢虚血（CLI）とよばれ、カテーテル治療などを行わない限り、潰瘍の治癒や疼痛改善が見込めず、切断に至ることもあります。

これも覚えておこう！

下肢末梢動脈疾患指導管理加算
下肢末梢動脈疾患指導管理加算とは、全ての患者の足を観察し、下肢の虚血が疑われる場合は足関節-上腕収縮期血圧比（ABI）検査または皮膚灌流圧（SPP）検査を行い、血流が悪い場合に専門病院を紹介する制度で、100点が加算されます。このように、定期的なスクリーニングとして下肢観察や検査を行い、透析施設と基幹病院が早い時期から提携して重症化予防に努めることが重要です。

PADと腰部脊柱管狭窄症の鑑別

	末梢動脈疾患（PAD）	脊柱管狭窄症
安静時下肢疼痛	あり	なし
歩行時下肢疼痛	片側に多い	両側
疼痛時の対処	歩行停止により軽減	前傾姿勢により軽減
腰　痛	まれ	あり
しびれ感	足部・下腿部	臀部・大腿部
下肢動脈触知	消失・微弱	触知可能
皮膚温の左右差	あり	なし
①X線診断、②足関節-上腕収縮期血圧比（ABI）	①正常、②0.9以下	①狭窄、②正常

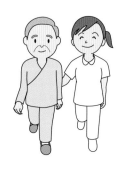

①Ratschowテ ストの下肢挙上 ストレス試験	• 仰臥位にて下肢を挙上し、足関節の回旋運動を足底の色調が変化するまで行い、座位に戻して下肢を下垂直させて、足背の色調変化を観察します。 • 健常肢では速やかに紅潮が起こり、患肢では遅れて出てきます。	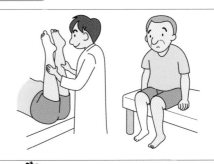
②足関節-上腕 収縮期血圧比 （ABI）	• ABI（ankle-brachial systolic pressure index）は、下肢の動脈の閉塞を評価する検査です。 • 基準値：0.9〜1.3までが正常、0.9以下は血流障害、1.3以上は動脈壁石灰化を疑います。	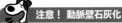 **注意！ 動脈壁石灰化** ABIが高値を示す透析患者は、石灰化を起こしていることが多いです。
③皮膚灌流圧 （SPP）	• SPP（skin perfusion pressure）は、皮膚表面の灌流血圧を測定します。 • 血管石灰化の影響を受けにくいです。 • 基準値（下肢治療方針の指標）：30mmHg以下は重症虚血肢で、40mmHg以上あれば治癒する可能性があります。	
④超音波ドプラ	• 非侵襲的な検査方法です。動脈の狭窄や閉塞の診断、病変の程度を判断できます。	

🐾 神経障害

- 神経障害には、知覚障害、運動神経障害、自律神経障害があります。

1 知覚神経障害

❶知覚神経障害の症状と観察

- 知覚神経の異常は身体防御能力の低下によるものです。知覚がなかったり知覚が鈍かったりするので、傷、やけどなどに気づかずに発見が遅れて、重症化する恐れがあります。
- 自覚症状（出現部位、左右対称か、いつから、どんなとき）を観察することが重要です。

 注目！ 自覚症状の確認

- 知覚神経障害の自覚症状　　• 足先がしびれたような感じ　　• 足裏に何かが張り付いたような感じ
- 神経痛が起こる

 注意！
- 患者に伝えておくこと
- 神経障害がある患者：靴を履く前に、必ず靴の中に異物がないか確認してから履くように指導しましょう。
- 視力障害がある患者：傷ができた時に他者から発見してもらえるように、白い靴下をはくように指導しましょう。

❷知覚障害の検査

- **圧力知覚**：最も簡便で一般的な検査で、モノフィラメントを用いて測定部の知覚の有無を確認します。通常5.07（10gの圧力）を用いて測定します。
- **振動知覚**：128Hz音叉を内踝に当て、振動感知が10秒なければ異常とみなします。

② 運動神経障害

- 運動神経が障害されると下肢の筋力低下から、歩きにくくなったり、足趾の変形がみられたりします。
- 足の変形としてハンマートゥ、クロウトゥ、シャルコー関節、足底の扁平化が生じます。

注意！ 変形した足は胼胝や傷を作りやすいセルフケアや日頃からの足観察の重要性についての指導が大切です。

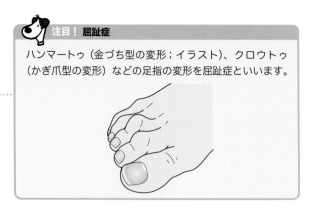

注目！ 屈趾症

ハンマートゥ（金づち型の変形；イラスト）、クロウトゥ（かぎ爪型の変形）などの足指の変形を屈趾症といいます。

③ 自律神経障害

- 血圧や脈拍への影響：起立性低血圧、体温低下、性機能障害、便秘と下痢を繰り返す　など

注目！ 血糖コントロール

とくに糖尿病患者は血糖コントロールが大切です。

🐾 日常生活上のフットケア

- 適切なフットケアを行うには、足病変の予防が大切です。足の手入れや保清を適切に行い、足の健康を保ちます。異常の早期発見や足病変の重症化予防には、日頃から足をよく観察することが重要です。

注目！ 患者の状況に応じた指導方法

自分で足観察ができる患者にはセルフケア指導を行い、できない場合は家族・キーパーソンに指導を行います。

① 足の観察

- 足の裏が見えやすい姿勢をとります。
- 見えにくい所は鏡や拡大鏡を使って、指の間もしっかり見ましょう。

🐾 **観察ポイント**

- ☑ 皮膚の色・硬さ・厚さ
- ☑ 傷はないか？
- ☑ 内出血・胼胝、鶏眼はないか？
- ☑ ジュクジュクした所はないか？
- ☑ 出血はないか？
- ☑ 乾燥やひび割れはないか？

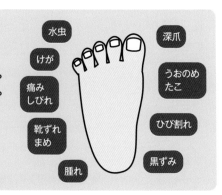

水虫　深爪　けが　うおのめ　たこ　痛み　しびれ　靴ずれ　まめ　ひび割れ　黒ずみ　腫れ

② 足の洗い方

- お湯の温度は、40℃以下のぬるめが適温です。
- ソープをしっかりと泡立て、肌の上で泡を転がすように丁寧に洗います。洗い終わったら、柔らかいタオルで軽く押し当てるように拭き取ります。

注意！
- 熱めのお湯はNG：熱めのお湯は皮膚の保湿成分を流出させ、乾燥を招きます。
- ゴジゴシこするのはNG：ナイロンタオルなどで、ゴジゴシこするのは禁物です。

3 保湿

- 季節に関係なく毎日のスキンケアが大切です。
- 保湿剤は指先ではなく、手のひらを使って、優しく広い範囲で塗ります。保湿剤は趾間には塗りません。

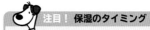
注目！ 保湿のタイミング
洗った後は、できれば5分以内に、すぐに保湿します。

4 爪切り

- 硬い爪、乾燥した爪は、爪切り時にひびが入って割れてしまうので、入浴後や足浴後の爪が柔らかい状態で行うのが良いです。

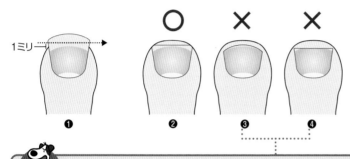

爪切りのコツ

○ ① × ② × ③ ④
1ミリ

- 下刃のアームを爪下の皮膚に密着させて、支点にする。
- 深爪にしない。いっぺんに切ろうとせず、少しずつ切っていく。
- 爪の先端の白い部分を1mmほど残すぐらいがよい（①）。
- 爪がまっすぐ（スクエアオフ）になるように切る（②）。

注意！ 深く切りすぎない
爪の両端を斜めに深く切られた状態は、斜めにカットされた先端が巻き爪になりやすいです（③）。爪床が露出するほど爪を切りすぎると、陥入爪や爪周囲の炎症を引き起こすので、深爪しないように注意します（④）。

5 爪やすり

- やすりは爪に対して直角に当てます。
- 視力障害や手指の機能が低下してケアが困難な場合は、その患者に合ったケア方法を指導することが大切です。

注意！ 爪を持ち上げる方向には動かさない
やすりは一定方向にかけます。

注目！ 患者に合った安全な方法でケアする
爪やすりを用いた爪の手入れは、爪切りより皮膚損傷のリスクが低いです。爪切りで、足に傷を作ってしまうことのないように指導しましょう。

まめちしき フットケア指導士

日本フットケア・足病医学会の認定資格です。フットケアに関する専門的な知識と技術を持っている人が、下肢病変の予防、ケア、フォローアップを行い、患者とケア提供者のフットケア能力の向上を目指し、指導的役割を担っています。受験資格は以下のとおりです。

- 医師、看護師、准看護師、理学療法士、臨床工学技士、介護福祉士、技師装具士、薬剤師、作業療法士の医療、福祉分野の国家資格（准看護師は都道府県知事が認める資格）です。日本フットケア・足病医学会の学会員であること。
- 3年以上の実務経験を積んでいること。
- フットケア指導認定セミナーを受講していること。5年ごとの更新時に単位取得が必須です。

6 透析患者と社会保障制度

透析患者が活用できる社会保障制度の仕組み、申請の仕方、サービスの内容について解説します。

🐾 医療費助成制度

▰ 高額療養費制度（特定疾病療養受療証）

● 医療機関や薬局の窓口で支払った額がひと月（月の初めから終わりまで）で上限額を超えた場合に、その超えた金額を支給する制度です。

人工透析患者の高額療養費の特例

特例として、人工透析を受けている場合の透析治療の自己負担は1カ月1万円（一定以上の所得のある人は2万円）が上限となります。外来・入院・薬局などは、それぞれでの負担となります。入院時の食事代や差額ベッド代なども自己負担です。

受給の対象となる疾病

❶ 人工透析を実施している慢性腎不全患者
❷ 血漿分画剤の投与が必要な、先天性血液凝固第Ⅷ因子障害または第Ⅸ因子障害（血友病）
❸ 抗ウイルス薬を投与している後天性免疫不全症候群（HIV感染者など）

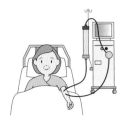

高額療養費制度の手続きの手順

❶ 「特定疾病療養受療証交付申請書」に医師の証明を受けて健保組合に提出します。
❷ 健保組合から「特定疾病療養受療証」の交付を受けます。
❸ 「特定疾病療養受療証」を保険証と併せて医療機関の窓口に提出します。

▰ 自立支援医療制度

● 心身の障害を除去・軽減するための医療について、医療費の自己負担額を軽減する公費負担医療制度です。

低所得者への軽減措置
原則1割負担ですが、透析や移植など長期に治療が必要な疾病は、「**重度かつ継続**」という名称で、減額される経過措置がとられています。

自立支援医療制度の種類

種　類	対象者	対象となる疾患や治療例
精神通院医療	精神保健福祉法第5条に規定する統合失調症などの精神疾患を有する者で、通院による精神医療を継続的に要する者	・ **精神疾患**：向精神薬、精神科デイケアなど
更生医療	身体障害者福祉法に基づき身体障害者手帳の交付を受けた者で、その障害を除去・軽減する手術等の治療により確実に効果が期待できる者（18歳以上）	・ **肢体不自由**：関節拘縮→人工関節置換術 ・ **視覚障害**：白内障→水晶体摘出術 ・ **内部障害**：心臓機能障害→弁置換術、ペースメーカー埋込術 　　　　　　　　腎臓機能障害→腎移植、人工透析
育成医療	身体に障害を有する児童で、その障害を除去・軽減する手術等の治療により確実に効果が期待できる者（18歳未満）	・ **肢体不自由**：多指症、合指症などの手足先天異常など ・ **視覚障害**：先天性眼瞼欠損症など ・ **聴覚・平衡機能障害**：外耳道閉鎖症（小耳症）など

注目！ 自立支援医療制度で助成を受けるのに必要なこと

血液透析や腹膜透析（CAPD）を受けた場合の自己負担分を国の制度で助成します。世帯の所得により自己負担があります。助成を受けるには身体障害者手帳の交付を受け、治療を受ける医療機関が自立支援医療機関の指定を受けていることが必要です。

🐾 身体障害者手帳

● 身体に異常や病気があり、日常生活、就学、就労に関して困難がある場合（身体の機能に一定以上の障害があると認められた場合）に交付される手帳です（**腎臓機能障害認定基準は下記の表参照**）。

注目！ 身体障害者手帳によるメリット

所得税、住民税、相続税、贈与税、自動車税、軽自動車税、銀行利子などが控除の対象となります。対象者によって控除の内容が異なります（担当窓口：住民票がある区市町村）。

● 各種の福祉サービスを受ける場合や身体障害者枠での就労を考えている場合に必要になります。

身体障害者手帳交付までの流れ

❶区市町村福祉事務所の障害福祉担当課から申請書類と身体障害者診断書意見書を取り寄せます。

❷申請書は本人、診断書意見書は医師（身体障害者指定医）が記入します。

❸申請書、診断書意見書、写真、印鑑を区市町村福祉事務所の障害福祉担当課に提出します。

❹都道府県の判定を受け身体障害者手帳が交付されます（交付まで1〜2カ月程度かかります）。

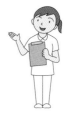

新人のよくあるギモン

身体障害者手帳の更新はどういうときに必要になるのですか？
原則的に障害の状態に変化がない場合には更新の手続きは必要ありませんが、障害の状態が軽減されるなどの変化が予想される場合には、手帳の交付から一定期間を置いた後、再認定を実施することがあります。

▇ 腎臓機能障害認定基準

		〈臨床所見〉	
1級	内因性クレアチニンクリアランス値が10mL／分未満、または血清クレアチニン濃度が8.0mg／dL以上であって、かつ自己の身辺の日常生活活動が著しく制限されるか、または血液浄化を目的とした治療を必要とするものもしくは極めて近い将来に治療が必要となるものをいう。		
3級	内因性クレアチニンクリアランス値が10mL／分以上、20mL／分未満、または血清クレアチニン濃度が5.0mg／dL以上、8.0mg／dL未満であって、かつ家庭内での極めて温和な日常生活活動には支障はないが、それ以上の活動は著しく制限されるか、または右のいずれか2つ以上の所見があるものをいう。	〈臨床所見〉 a 腎不全に基づく末梢神経症 b 腎不全に基づく消化器症状 c 水分電解質異常 d 腎不全に基づく精神異常 e X線写真所見における骨異栄養症 f 腎性貧血 g 代謝性アシドーシス h 重篤な高血圧症 i 腎疾患に直接関連するその他の症状	
4級	内因性クレアチニンクリアランス値が20mL／分以上、30mL／分未満、または血清クレアチニン濃度が3.0mg／dL以上、5.0mg／dL未満であって、かつ、家庭内での普通の日常生活活動もしくは社会での極めて温和な日常生活活動には支障はないが、それ以上の活動は著しく制限されるか、または右のいずれか2つ以上の所見のあるものをいう。		

〈その他の留意事項〉
● eGFR（推算糸球体濾過量）が記載されていれば、血清クレアチニンの異常に替えて、eGFR（単位はmL／分／1.73m²）が10以上20未満のときは4級、10未満のときは3級と取り扱うことも可能とする。
● 腎移植を行ったものは、抗免疫療法の継続を要する期間は、これを実施しないと再び腎機能の廃絶の危険性があるため、抗免疫療法を実施しないと仮定した状態を想定し、1級として認定することが適当である。

※身体障害者手帳には腎機能障害の認定基準は1・3・4級のみで2級はありません。

（厚生労働省．"じん臓機能障害の新たな具体的な認定基準"．じん臓手帳見直し周知用リーフレット．より転載
https://jsn.or.jp/data/kidney_dysfunction_flyer.pdf〈2023年2月閲覧〉

障害者年金

● 厚生年金、国民年金、共済年金（共済年金は2015年に厚生年金に統合）を対象に支給される年金です。

> **注目！ 障害者年金はあらゆる病気やケガが対象**
> 交通事故で障害者になった人や生まれつき知的障害（精神遅滞）があるような人ばかりでなく、あらゆる病気やケガが対象になります。

障害認定基準

● 人工透析を受けていない腎疾患の状態でも基準に該当していれば障害者年金が支給されます（**表参照**）。

1級	検査成績が以下1つ以上に該当 ❶内因性クレアチニンクリアランスが10mL／分未満 ❷血清クレアチニンが8mg／dL以上	身のまわりのこともできず、常に介助を必要とし、終日就床を強いられ、活動の範囲がおおむねベッド周辺に限られるもの。
2級	検査成績が以下1つ以上に該当 ❶内因性クレアチニンクリアランスが20mL／分未満 ❷血清クレアチニンが5mg／dL以上 人工透析療法施行中のもの **注目！ 人工透析患者は2級** 人工透析を受けている方は2級に認定されます。	下記❶、❷どちらかに該当 ❶歩行や身のまわりのことはできるが、時に少し介助が必要なこともあり、軽労働はできないが、日中の50％以上は起居しているもの。 ❷身のまわりのある程度のことはできるが、しばしば介助が必要で、日中の50％以上は就床しており、自力では屋外への外出などがほぼ不可能となったもの。
3級	検査成績が以下1つ以上に該当 ❶内因性クレアチニンクリアランスが30mL／分未満 ❷血清クレアチニンが3mg／dL以上 〈ネフローゼ症候群〉 • 尿蛋白量（1日尿蛋白量または尿蛋白/尿クレアチニン比）が3.5以上（g／日またはg／gCr）かつ以下いずれかに該当 ❶血清アルブミン（BCG法）が3.0g／dL以下 ❷血清総蛋白が6.0g／dL以下	下記❶、❷どちらかに該当 ❶軽度の症状があり、肉体労働は制限を受けるが、歩行、軽労働や座業はできるもの。 ❷歩行や身のまわりのことはできるが、時に少し介助が必要なこともあり、軽労働はできないが、日中の50％以上は起居しているもの。

（日本年金機構. 国民年金・厚生年金保険　障害認定基準：第12節　腎疾患による障害. より作成
https://www.nenkin.go.jp/service/jukyu/shougainenkin/ninteikijun/20140604.files/3-1-12.pdf〈2023年2月閲覧〉）

介護保険制度[1]

● **目的**：平成12年（2000年）から開始された制度で、介護の必要な人の尊厳を保持し、自立した生活を営むことができるように支援することを目的としています。
● **加入の手続きは不要**：40歳になると自動的に第2号被保険者になり、65歳になると第1号被保険者に切り替わります。
● **介護保険サービスの種類**：介護を行う施設に入所して受ける施設介護サービスと、現在の居宅に住んだまま受ける居宅介護サービスがあります。

> **注目！ 居宅介護サービス**
> 大きく、訪問介護サービス、通所介護サービス、短期入所サービスに分けられます。またその他サービスとして、福祉用具貸与、特定福祉用具販売、住宅改修などもあります。

新人のよくあるギモン

対象年齢になれば誰でも介護保険制度のサービスは受けられるの？
● サービスを利用するには、介護認定を受ける必要があり、介護保険者証を所持しているだけでは利用できません。また、サービスを受けられるのは、原則として**要介護認定または要支援認定を受けた第1号被保険者**だけです。第2号被保険者は、加齢に伴う疾病が原因で要介護認定もしくは要支援認定を受けた際に介護サービスの対象となります。
● 認定結果が非該当になった人は、「要介護状態にならないためのサービス（介護予防・日常生活支援総合事業）」を受けられます。

介護保険のしくみ

被保険者：保険料を納め、サービスを受ける人

（第2号被保険者）
40歳以上65歳未満の人

（第1号被保険者）
65歳以上の人

自己負担分を支払う

ケアマネジャー：
サービス利用者から、
ケアプランの作成や
相談を受け、関係機
関などへの手続きや
調整を行う専門家

介護保険の
サービスを
提供する

要介護認定の申請を
する。保険料を納める

サービス事業者：市区町村の
指定を受け、介護保険のサー
ビスを行う会社など

介護給付費（介護
報酬）を支払う

要介護認定を行う。介護
保険などを交付する

介護給付費（介護
報酬）を請求

保険者：保険料を集め、介護保険を
運営するところ
市区町村

地域包括支援センター
地域の介護予防や高齢者福祉の拠点
となるところ

注目！
介護保険の対象となる特定疾病16種類

❶ 脳血管疾患
❷ がん（末期）
❸ 初老期認知症
❹ 糖尿病性神経障害、糖尿病性腎症、糖尿病性網膜症
❺ 慢性関節リウマチ
❻ 筋萎縮性側索硬化症
❼ 骨粗鬆症
❽ 脊髄小脳変性症
❾ パーキンソン病と関連疾患（進行性核上性麻痺、大脳皮質基底核変性症など）
❿ 閉塞性動脈硬化症
⓫ 両側の膝関節または股関節に著しい変形を伴う変形性関節症
⓬ 多系統萎縮症
⓭ 脊柱管狭窄症
⓮ 慢性閉塞性肺疾患
⓯ 後縦靱帯骨化症　⓰ 早老症

介護認定の流れ

①訪問調査	ケアマネジャーなどが本人の心身の状態や日常生活、環境などについて聞き取り調査を実施します。
②一次判定	訪問調査の結果と主治医の意見書をコンピュータに入力します。
③二次判定	一次判定の結果をもとに、保険、医療、福祉の専門家が審査を行います。
④認定結果通知	要介護認定の申請は住民登録地の市区町村の役所や役場で行います。

要介護状態区分

要支援1	要支援2	要介護1	要介護2	要介護3	要介護4	要介護5

段階が進むほどサービスに利用できる金額（支給限度額）が増えます。
1カ月に1〜3割負担で利用でき、支給限度額を超えた分は全額自己負担となります。

・介護は必要としませんが要介護と
ならないよう支援が必要です。
・地域包括支援センターで介護予防
ケアプランなどを作ります。

・継続した一定の介護が必要です。
・ケアマネジャー（居宅支援介護事業者）
を選びケアプランを作ります。

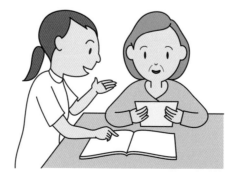

8章

透析室の安全対策

① 感染対策

　血液透析療法では、透析患者が易感染状態にあることに加え、血液を体外循環するという治療の特性、同じ室内で多数の患者を集団で治療するという環境などから、院内感染が起こりやすい状況にあります。そのため、感染対策はとても重要です。

スタンダードプリコーション（標準予防策）

- 患者と医療従事者を守り、院内での病原体の伝染・拡散を防ぐための感染対策の基本が標準予防策です。

> 注目！ **医療従事者が病原体を拡散させない**
> 特に患者が保有する病原体を医療従事者が受け取らず、広げないことが大切です。

全ての患者および感染性を有する全ての湿性生体物質が対象

- 患者がどの病原体を保有しているか診療前に確認することは現実的に困難であり、「全ての患者が何らかの病原体を保有している可能性がある」として扱います。
- すべての血液、体液（汗を除く）、分泌物、排泄物、吐物、粘膜、健常でない皮膚は「感染性があるもの」として対応します。

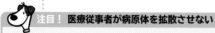

標準予防策の基本（p.79、3章 7 -1「 1 穿刺前準備」参照）

①個人防護具（PPE）	• 手袋、マスク、ガウンまたはエプロン、ゴーグルまたはフェイスシールド
②手指衛生	• 手洗い、手指消毒
③環境対策	• リネンの適切な取り扱い、環境の維持・管理、患者配置
④使用物品の取り扱い	• 安全注射手技、患者に使用した医療機器の取り扱い

感染経路別の対策

感染経路別の予防策

	感染経路	予防策
血液媒介感染	血液に直接触れる、針刺し、切創などから、病原体が体内に侵入することで生じます。	• PPEの徹底 • 注射針のリキャップ禁止 • 耐貫通性の容器への廃棄
接触感染	病原体を保有する患者への接触により生じます。	• 個室管理や別の区画での対応が望ましいです。 • 困難な場合は、ベッド間隔をあけるなどの対応を推奨。
飛沫感染	咳やくしゃみなどの飛沫に含まれる病原体が、口や鼻などの粘膜に直接触れることにより生じます。	• 個室管理や別の区画での対応が望ましいです。 • 困難な場合は、ベッド間隔を2 m以上あけるか、カーテンやパーテーションで仕切りを設けるなどを推奨。
空気感染	空気中を漂う病原体を吸い込むことによって生じます。	• 原則、陰圧室での管理となり、医療従事者はN95マスクを着用。　注目！ **麻疹や水痘の患者への対応** ウイルスの免疫を獲得している医療従事者を担当者とすることが望ましいです。

透析室での感染対策

1 B型肝炎・C型肝炎

- 肝炎ウイルスのB型とC型は、血液を介して感染します。
- 個室透析を推奨しますが、困難な場合はベッド位置を固定し（端が望ましい）、専用の透析装置と物品を使用します。

❶ B型肝炎（HBV）

- 目に見えない微量の血液でも感染の危険性が高く、室温で最低7日間は環境表面に存在することが可能です。劇症肝炎を引き起こす可能性があります。
- 医療従事者はワクチン接種が推奨されています。

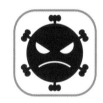

注目！ HBV患者への対応
穿刺後に他患者を担当せず、患者ごとにリネン交換をします。

❷ C型肝炎（HCV）

- HBVに比べて感染力は弱いですが、急性肝炎や慢性肝炎を引き起こす可能性があります。
- 透析患者の陽性率は高いですが減少傾向にあり、抗ウイルス薬が高い効果をあげています。

根拠 簡便で強力な抗ウイルス薬（DAA）
DAAは細胞の中で増えるウイルスを直接阻害してウイルスの増殖を強力に抑制します。内服なので、簡便に治療でき、大きな副作用なく陰性に転じるケースが増えています。治療が終了する12週間後にHCV-RNA陰性化が確認された患者では、感染対策が不要となります。

2 ヒト免疫不全ウイルス（HIV）

- 体液を介して感染しますが、感染力は弱く、加熱や消毒で容易に死滅します。
- 通常、透析施設内における患者間での伝播の可能性は低いため、標準予防策のみで、ベッドの固定や個室隔離は必要ありません。

注意！ HIV患者受け入れ時の注意
針刺し防止に安全機能付き穿刺針を用いるなどの厳格な対応が必要です。万が一の曝露に備えて、最低限の予防内服薬である抗HIV薬を備蓄しておくか、近隣のエイズ拠点病院で即時に入手できる体制を整えることが望ましいです。

3 季節性インフルエンザ

- 透析患者はインフルエンザのハイリスク群です。飛沫感染と接触感染が主で、院内での集団感染を防ぐために早期発見が重要です。

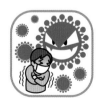

注意！ インフルエンザへの感染が疑わしい場合や罹患患者への対応
- 発熱症状などの出現時は、検査を来院前か病室入室前に別室で行うことが望ましいです。
- 感染が疑わしい場合は、個室透析を推奨します。個室での対応が困難な場合は、来院時間をずらすなど、ベッド位置も含めて、できる限り空間的に隔離して治療を行います。つい立ては必要ありません。
- バイタルサインの測定は、非罹患患者の後に行うようにします。

4 新型コロナウイルス感染症（COVID-19）

- 主な感染経路は、空気感染（エアロゾル感染）、飛沫感染、接触感染です。
- 免疫力の低い透析患者では集団感染を引き起こす可能性があります。

> **まめちしき　エアロゾル（マイクロ飛沫）感染**
>
> 新型コロナウイルス感染症（COVID-19）流行に伴い広く知ることとなった感染経路です。空中に浮遊するウイルスを含むエアロゾルを吸い込むことで感染します。

注意！　**COVID-19罹患患者への対応（2023年1月現在における対応）**

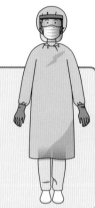

- 隔離室にて透析を行います。
- 担当看護師は専任とし、N95マスクおよび非透水性のディスポーザブル長袖ガウン、ゴーグルまたはフェイスシールド、キャップの着用によるPPEで処置を行います（p.80「❸個人防護具（PPE）着用」参照）。
- 使用物品は密閉し、感染患者が使用したとわかるようにします。リネン類は密閉し、安全に洗濯機まで運べる状況であれば消毒の必要はありませんが、洗濯を外部に委託するときなどは業者に出し方を確認します。

5 ノロウイルス

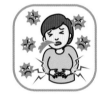

- 接触感染が主で、まれに嘔吐物の清掃不足による飛沫感染もあります。
- 感染力が非常に強く、わずかなウイルスが口に入るだけで感染します。
- 免疫力の低い透析患者では集団感染を引き起こす可能性があります。
- **嘔吐物、下痢便の処理方法**：清掃や排泄介助ではPPEを着用します。吐物は新聞紙などで覆い、0.1％次亜塩素酸ナトリウム液を染み込ませてビニール袋にまとめて密閉して処理します。紙オムツやリネンなども密閉し、感染性廃棄物として廃棄します。

> **注目！　罹患患者への対応**
>
> 個室かベッド間につい立てやカーテンを使用します。

新人のよくあるギモン

消毒薬ってどう使い分ければいいの？
ノロウイルスはアルコールに抵抗性があるので、アルコールによる消毒効果は期待できません。そのため、環境用消毒薬配合洗浄剤（第4級アンモニア塩化合物・塩素系含有製品）か0.1％次亜塩素酸ナトリウムを使用します。また、多剤耐性菌にもアルコールに抵抗性を持つ菌があるため、ベッド周囲の環境清掃などには、必ず次亜塩素酸ナトリウム0.05〜0.1％を含ませたものを用います。

6 帯状疱疹

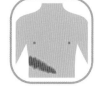

- 接触感染が主ですが、病変が広範囲にわたる播種性病態や顔面の帯状疱疹などでは、接触予防策に加えて空気感染に対する予防策も必要となります。
- 水痘に罹患歴のない人や抵抗力の弱い人は、特に感染に注意します。

注目！ 罹患患者への対応

創部を開放しない場合は、隔離やリネンの交換は不要です。創部の処置は他科に依頼し、創の開放時や滲出液での汚染時にはリネンを交換し、ビニール袋で密閉して処理します。

7 風　疹

- 飛沫感染が主ですが、接触感染（ウイルスが付着した手で口や鼻へ触れる）もあります。
- 個室透析を推奨しますが、困難な場合は飛沫予防策を考慮した対応とします。

注目！ 罹患患者への対応

担当者は原則として、風疹含有ワクチンの接種歴が記録で2回確認できた者、または抗体価陽性で罹患歴が確認できた者が望ましいですが、困難な場合は感染防御策を徹底した対応とします。

8 多剤耐性菌

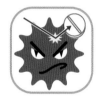

- 接触感染への予防策が必要です。感染部位（保菌部位）を開放しない、また保護することが大切です。
- **代表的な多剤耐性菌**：メチシリン耐性黄色ブドウ球菌（MRSA）、多剤耐性緑膿菌（MDRP）、バンコマイシン耐性黄色ブドウ球菌（VRSA）、バンコマイシン耐性腸球菌（VRE）などがあります。

注目！ 罹患患者への対応

処置を行うスタッフは、標準予防策の徹底で拡散防止に努めます。個室透析を推奨しますが、困難な場合は、ベッド位置は端にし、他患者とのベッド間隔は1m以上あけます。飛沫感染対策を追加する場合は、つい立てやカーテンを使用します。

8章

透析室の安全対策 ❶ 感染対策

② 災害対策

　透析医療は災害に対し脆弱なため、日頃から、「いま地震が起こったらどうなるのか、どのように行動すればよいのか」などを想定して、対策を検討しておきます。

🐾 地　震

- 透析は水道や電気などのライフラインが必須な医療であることから、透析室は地震災害時に大きな影響を受けます。被害を最小限に抑えて透析不能を回避するには、これまでの災害の経験などから蓄積された対策を徹底することが大切です。

> **根拠**
> **透析室の基本的な災害対策をとっていた施設の状況**
> 2011年の東日本大震災時に、透析室内の機械・設備の損傷による透析不能はほぼなかったと報告されています[1]。

4つの基本的透析室内災害対策

❶ 透析用監視装置のキャスターは、ロックしないでフリーにする。
❷ 透析ベッドのキャスターは床面に固定しないでロックだけする。
❸ 透析液供給装置とRO装置は床面にアンカーボルトなどで固定する。あるいは免震台に載せる。
❹ 透析液供給装置およびRO装置と機械室壁面との接続部は、フレキシブルチューブを使用する。

(赤塚東司雄. 透析室の災害対策マニュアル. 改訂2版. メディカ出版, 大阪, 2012, 52. より一部改変)

🗂 災害訓練

❶患者対応

- 患者がとっさのときに動けるように❶〜❹を説明して、事前に訓練してもらいます。
❶ 回路が抜けないようにしっかり回路を握ります。
❷ 落下物から身を守るため毛布をかぶります。
❸ ベッドから振り落とされないようにベッド柵につかまります。
❹ 状況により緊急離脱を行う必要があることを伝えて、理解してもらいます。

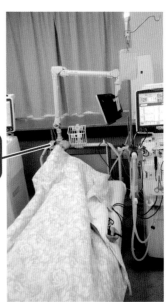

ベッド柵につかまりベッドから振り落とされないようにします。

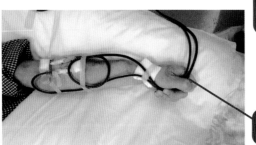

回路をしっかり握ります。

❷医療従事者の対応

- 自分の安全を確保しつつ、「回路を握ってベッド柵をつかむ」ように患者に声掛けをします。
- 揺れが収まってから状況を確認し、その後の方針を決めます。

2 緊急離脱

- 緊急離脱とは、災害や火事などで透析中の患者全員の透析を緊急に中止し、一刻も早くベッド上から解放することです。

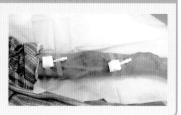

注目！ 逆流防止弁付留置針の使用

切迫した事態への備えに逆流防止弁付留置針での穿刺が推奨されています。

注意！ 緊急時の操作

緊急時に普段と異なる手技などを行うと、操作や手技を間違えるリスクが高まります。そのため通常の血液回収による離脱方法を第一選択とします。

3 避難

- 地震の規模、建物の耐震性、立地条件、地震発生時刻、津波発生の有無など、さまざまな条件で避難の方法が変わってきます。避難所への避難、施設内に留まるなど、状況に応じた複数の避難方法を考えておく必要があります。

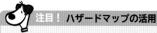

注目！ ハザードマップの活用

各自治体で作成されているハザードマップを確認しておきます。

これも覚えておこう！

災害時の認知バイアス（思い込みや非合理的な判断をしてしまう心理現象）

災害時にはさまざまな認知バイアスがかかることを知り、災害対策を検討する必要があります。

- **正常性バイアス**：緊急事態であってもそれほど緊急性はないとゆがめて認知してしまう。
- **楽観性バイアス**：災害が大した被害をもたらすことはないととらえ、過小評価してしまう。
- **同調性バイアス**：主体的な判断ができず、多数派の人たちの行動に同調してしまう。

🐾 停 電

- 落雷時に多い一瞬の停電から、電線の断裂や地震などによる長時間のものまでさまざまです。

透析中に停電した場合の対応

- 停電して一定時間が経過したら自動返血機能を利用して血液回収を行う、などのルールを決めておきます。

根拠 停電時に、一定時間経過後に自動的に血液回収したほうがよい理由

透析用監視装置の内蔵バッテリーが切れた後に、全ての血液ポンプを手動で動かすのは大変です。また、経年劣化などにより内蔵バッテリーごとの実働時間が異なります。血液ポンプの駆動時間を予測することは難しいため、バッテリーが残っているうちに自動的に血液回収を行うようにします。

■ 停電への備え

● 停電時は非常灯だけでは明るさが足りず、作業に支障を来す可能性があります。懐中電灯やランタン（吊り下げ型の移動照明器具）などを準備しておきましょう。

非常灯のみの透析室（日中の訓練時）

通常の明るさの透析室

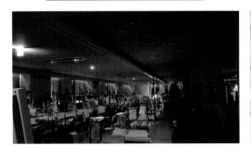

🐾 火 災

● 火災発生時は初期対応が重要です。平時から複数の避難経路を確認しておきます。

 注目！ **透析中に火災が発生した場合の対応**
一刻も早く非難する必要があるため、緊急離脱の絶対適応です（緊急離脱の方法は地震を参照）。

注意！ 天井に火が回った場合
初期消火の限界のため避難誘導を優先します。

避難誘導時の注意

・避難誘導は全職員で対応します。
・延焼を防ぐため、避難に妨げのない範囲で燃えている部屋の扉を閉じます。
・エレベーターは緊急停止の危険があるため、使用しません。

火災発生時の基本対応フロー

火災発生

2人以上のスタッフで火災現場を確認します。
1名は初期消火を行い、1名はほかのスタッフへ状況を知らせます。

 注目！ **火災を発見した場合**
大声で「火事だ！」と叫び、火災報知器を押してほかの人に知らせます。

消火可能 → 透析継続

消火できない可能性がある → 透析中の患者を緊急離脱させる → 避難誘導 避難場所で患者数を確認

■■ **引用・参考文献**

🐾 **1章** ··

❶
1) 伊藤直樹編. 術式から学ぶ腎・泌尿器の解剖生理とケアポイント. 大阪, メディカ出版, 2004, 口絵.
2) 久永修一ほか. "腎臓の働き". 新人ナースのための透析導入マニュアル. 第2版. 斉藤明監修. 大阪, メディカ出版, 2010, 2-11.
3) 杉本俊郎. きどにゃんとゆく！水・電解質を学ぶ旅 腎生理がわかれば, 水・電解質異常がわかる！. 東京, 南山堂, 2018, 115-31.
4) 杉本俊郎. きどにゃんとゆく！酸塩基平衡を学ぶ旅 腎生理がわかれば, 酸塩基平衡もわかる！. 東京, 南山堂, 2021, 60-6.
5) 長澤将. カニでもわかる水・電解質. 東京, 中外医学社, 2020, 137-8.

❷・❸
1) 花房規男ほか. わが国の慢性透析療法の現況(2020年12月31日現在). 日本透析医学会雑誌. 55(12), 2022, 665-723.
2) 中西太一. "慢性腎不全". はじめての透析看護. 改訂2版. 小澤潔監修・萩原千鶴子編. 大阪, メディカ出版, 2019, 14-5.
3) 日本腎臓学会編. エビデンスに基づくCKD診療ガイドライン2018. 東京, 東京医学社, 2018, 160p. https://cdn.jsn.or.jp/data/CKD2018.pdf (2023年2月閲覧)
4) 日本腎臓学会編. "CKDの定義, 診断, 重症度分類". CKD診療ガイド2012. 東京, 東京医学社, 2012, 3.
5) 日本透析医学会. 維持血液透析ガイドライン：血液透析導入. 日本透析医学会雑誌. 46(12), 2013, 1107-55.
6) 日本透析医学会学術委員会腹膜透析ガイドライン改訂ワーキンググループ編. "導入". 腹膜透析ガイドライン2019. 東京, 医学図書出版, 2019, 3-10, (日本透析医学会ブックシリーズ, 1).
7) 公益社団法人日本臓器移植ネットワーク. 移植希望登録数. https://www.jotnw.or.jp/data/kidneys.php (2023年2月閲覧)
8) 柴垣有吾. "末期腎不全治療のオプション提示". 腎移植の進歩：わが国の現状と今後の展望. 日本腎臓学会渉外企画委員会／腎移植委員会編. 東京, 東京医学社, 2006, 58.

❹
1) 中西太一. "透析の原理". はじめての透析看護. 改訂2版. 小澤潔監修・萩原千鶴子編. 大阪, メディカ出版, 2019, 17.
2) 鈴木正司監修. "腹膜透析". 透析療法マニュアル. 改訂8版. 東京, 日本メディカルセンター, 170.
3) 吉野収. "オンラインHDF(血液濾過透析)". 前掲書1), 26-8.

🐾 **2章** ··

❶
1) 吉野収. "血液透析に必要な機器と透析液". はじめての透析看護. 改訂2版. 小澤潔監修・萩原千鶴子編. 大阪, メディカ出版, 2019, 20-5.

❷
1) 吉野収. "血液透析に必要な機器と透析液". はじめての透析看護. 改訂2版. 小澤潔監修・萩原千鶴子編. 大阪, メディカ出版, 2019, 26-32.

❸
1) 日本透析医学会. わが国の慢性透析療法の現況. 日本透析医学会雑誌. 29(1), 1994, 1-22.
2) 日本透析医学会. 維持血液透析ガイドライン：血液透析処方. 日本透析医学会雑誌. 46(7), 2013, 599.
3) 金成泰. "透析効率の向上法". 透析療法：専門医にきく最新の治療. 第2版. 佐中孜ほか編. 東京, 中外医学社, 2003, 43.

🐾 **3章** ··

❶
1) 大谷晶子. "透析開始前の実際と観察ポイント". はじめての透析看護. 改訂2版. 小澤潔監修・萩原千鶴子編. 大阪, メディカ出版, 2019, 40-7.
2) 篠田俊雄ほか編. 基礎からわかる透析療法パーフェクトガイド. 改訂第2版. 東京, 学研メディカル秀潤社, 2017, 360p.
3) 日本透析医会「透析施設における標準的な透析操作と感染予防に関するガイドライン」改訂に向けたワーキンググループ. 透析施設における標準的な透析操作と感染予防に関するガイドライン(五訂版). 東京, 日本透析医会, 2020, 205p. http://www.touseki-ikai.or.jp/htm/05_publish/doc_m_and_g/20200430_infection%20control_guideline.pdf (2023年2月閲覧)

❷
1) 髙梨和子. "透析開始操作の実際と観察ポイント". はじめての透析看護. 改訂2版. 小澤潔監修・萩原千鶴子編. 大阪, メディカ出版, 2019, 48-54.

❸

1）芳形智穂．"透析中の観察ポイントと対応"．はじめての透析看護．改訂2版．小澤潔監修・萩原千鶴子編．大阪，メディカ出版，2019，55-9.

❹

1）佐久間寿美．"透析中の離脱の実際と観察ポイント"．はじめての透析看護．改訂2版．小澤潔監修・萩原千鶴子編．大阪，メディカ出版，2019，60-4.

❺

1）石江美佐．"透析終了操作の実際と観察ポイント"．はじめての透析看護．改訂2版．小澤潔監修・萩原千鶴子編．大阪，メディカ出版，2019，65-70.
2）日本透析医会「透析施設における標準的な透析操作と感染予防に関するガイドライン」改訂に向けたワーキンググループ．透析施設における標準的な透析操作と感染予防に関するガイドライン（五訂版）．東京，日本透析医会，2020，205p.
http://www.touseki-ikai.or.jp/htm/05_publish/doc_m_and_g/20200430_infection%20control_guideline.pdf（2023年2月閲覧）

❻

1）日本IVR学会 VAIVT ワーキンググループ．血液透析用バスキュラーアクセスのインターベンションによる修復（VAIVT：Vascular Access Intervention Therapy）の基本的技術に関するガイドライン．第1版（2016年5月）．
https://www.jsir.or.jp/docs/guideline/20200512_VAIVT.pdf（2023年2月閲覧）
2）日本透析医学会．"2008年末の慢性透析患者に関する基礎集計"．図説 わが国の慢性透析療法の現況．東京，日本透析医学会，2009，2-22.
https://docs.jsdt.or.jp/overview/index2009.html（2023年2月閲覧）
3）谷美紀代．"透析終了操作の実際と観察ポイント"．はじめての透析看護．改訂2版．小澤潔監修・萩原千鶴子編．大阪，メディカ出版，2019，71-4.
4）Iwashima, Y. et al. Effects of creation of arteriovenous fistula for hemodialysis on cardiac function and natriuretic peptide levels in CRF. Am J Kidney Dis. 40（5），2002，974-82.

❼-1

1）牧野祐子．"バスキュラーアクセスと穿刺の実際"．はじめての透析看護．改訂2版．小澤潔監修・萩原千鶴子編．大阪，メディカ出版，2019，75-85.
2）赤松眞編著．透析ケアバスキュラアクセス完全マスターガイド：ポイントがわかる！実践に活かす！術前・術後管理から穿刺・合併症予防まで．透析ケア2010夏季増刊．大阪，メディカ出版，2010，272p.
3）岡山ミサ子ほか編著．透析室の新人スタッフ指導術：教え方のコツが身につく．大阪，メディカ出版，2009，264p.

❼-2

1）春口洋昭．バスキュラーアクセスと超音波診断．臨牀透析．36（8），2020，62-72.
2）青柳誠．"バスキュラーアクセス"．基礎からわかる透析療法パーフェクトガイド．改訂第2版．東京，学研メディカル秀潤社，2017，60-3.
3）安斎美幸．"穿刺の実際"．前掲書2），85-92.

❼-3

1）伊藤則子．"バスキュラーアクセスと穿刺の実際"．はじめての透析看護．改訂2版．小澤潔監修・萩原千鶴子編．大阪，メディカ出版，2019，89-92.
2）バスキュラーアクセス：作製・管理・修復の基本方針 2nd Edition．増刊号．臨牀透析．38（7），2022，340p.

👣 4章 ··

❶

1）前田明美ほか．"身体症状に関するトラブル"．はじめての透析看護．改訂2版．小澤潔監修・萩原千鶴子編．大阪，メディカ出版，2019，94-9.
2）富野康日己編．これだけは知っておきたい透析ナーシングQ&A．2007，東京，綜合医学社，211p.
3）衣笠えり子編著．ポケット版 透析ケアマニュアル．2002，東京，照林社，320p.

❷

1）吉野収．"血液透析中の危機警報の意味と対応"．はじめての透析看護．改訂2版．小澤潔監修・萩原千鶴子編．大阪，メディカ出版，2019，100-1.
2）土屋和子．"その他のトラブル"．前掲書1），101-2.

🐾 5章

1) 日本透析医学会統計調査委員会．わが国の慢性透析療法の現況（2020年12月31日現在）．日本透析医学会雑誌，54（12），2021，661-57．
2) 日本透析医学会．血液透析患者における心血管合併症の評価と治療に関するガイドライン．日本透析医学会雑誌，44（5），2011，337-425．
3) 日本循環器学会／日本血管外科学会合同ガイドライン．2022年改訂版 末梢動脈疾患ガイドライン．
https://jsvs.org/ja/publication/pub_pdf/2022040801b.pdf（2023年2月閲覧）
4) 日本透析医学会．2015年版 慢性腎臓病患者における腎性貧血治療のガイドライン．日本透析医学会雑誌，49（2），2016，89-158．
5) 日本透析医学会．維持血液透析ガイドライン：血液透析導入．日本透析医学会雑誌，46（12），2013，1107-55．
6) 日本透析医学会．慢性腎臓病に伴う骨・ミネラル代謝異常の診療ガイドライン．日本透析医学会雑誌，45（4），2012，301-56．
7) 鶴谷和彦ほか編．全人力・科学力・透析力・for the people透析医学．平方秀樹監修．京都，医薬ジャーナル社，2014，719p．
8) 山縣邦弘ほか編．腎疾患・透析　最新の治療2020-2022．東京，南江堂，2022，384p．
9) 腎代替療法のすべて．腎と透析92巻増刊号．東京，東京医学社，2022，760p．

🐾 6章

❶

1) Bouillanne, O. et al. Geriatric Nutritional Risk Index : a new index for evaluating at-risk elderly medical patients. Am J Clin Nutr. 82（4），2005，777-83．
2) Kalantar-Zadeh, K. et al. A malnutrition-inflammation score is correlated with morbidity and mortality in maintenance hemodialysis patients. Am J Kidney Dis. 38（6），2001，1251-63．
3) 加藤明彦ほか．慢性透析患者における低栄養の評価法．日本透析医学会雑誌，52（6），2019，319-25．

❷

1) 小澤潔．"薬物療法"．はじめての透析看護．改訂2版．小澤潔監修・萩原千鶴子編．大阪，メディカ出版，2019，117-25．

❸

1) 日本透析医学会．慢性腎臓病患者における腎性貧血治療のガイドライン：腎性貧血の診断．日本透析医学会雑誌，49（2），2016，109-14．
2) 日本透析医学会．慢性腎臓病患者における腎性貧血治療のガイドライン：腎性貧血治療の目標 Hb 値と開始基準．日本透析医学会雑誌，49（2），2016，114-23．
3) 日本透析医学会．慢性腎臓病患者における腎性貧血治療のガイドライン：ESA の投与方法：投与経路，投与量．日本透析医学会雑誌，49（2），2016，123-7．
4) 日本透析医学会．慢性腎臓病患者における腎性貧血治療のガイドライン：鉄の評価と補充療法．日本透析医学会雑誌，49（2），2016，127-35．
5) 日本透析医学会．慢性腎臓病に伴う骨・ミネラル代謝異常の診療ガイドライン：副甲状腺機能の評価と管理．日本透析医学会雑誌，45（4），2012，314-6．
6) 日本透析医学会．血液透析患者における心血管合併症の評価と治療に関するガイドライン：脂質異常症・動脈硬化 Ⅰ脂質異常症．日本透析医学会雑誌，44（5），2011，347-52．
7) 日本透析医学会．血液透析患者における心血管合併症の評価と治療に関するガイドライン：不整脈・心臓弁膜症 Ⅰ心臓突然死と不整脈．日本透析医学会雑誌，44（5），2011，383-8．
8) 日本透析医学会．血液透析患者の糖尿病治療ガイド 2012：血糖コントロールの意義と指標・目標値．日本透析医学会雑誌，46（3），2013，319-24．

❹

1) 腎臓リハビリテーション学会編．腎臓リハビリテーションガイドライン．東京，南江堂，2018，88p．
2) 厚生労働科学研究費補助金（長寿科学総合研究事業）総括研究報告書．後期高齢者の保健事業のあり方に関する研究．研究者代表者：鈴木隆雄．2016．
https://mhlw-grants.niph.go.jp/system/files/2015/151031/201504009A_upload/201504009A0003.pdf（2023年2月閲覧）
3) 国立研究開発法人 国立長寿医療研究センター．2020年改定 日本版CHS基準（J-CHS基準）．
https://www.ncgg.go.jp/ri/lab/cgss/department/frailty/documents/J-CHS2020.pdf（2023年2月閲覧）

🐾 7章

❶・❷

1) 棚橋睦子．"透析導入期のセルフマネジメント支援"．はじめての透析看護．改訂2版．小澤潔監修・萩原千鶴子編．大阪，メディカ出版，2019，134．
2) 春木繁一．支えるサイコネフロロジーの臨床：透析患者の心を受け止める．大阪，メディカ出版，2010，69．
3) 篠田敏雄ほか．基礎からわかる透析療法パーフェクトガイド．東京，学研メディカル秀潤社，2011，304p．
4) 日本腎不全看護学会．腎不全看護．第4版．東京，医学書院，2012，440p．

❸

1) 日本腎不全看護学会編. 腎不全看護. 第5版. 東京, 医学書院, 2018, 102-5.
2) 佐藤幸子ほか. 特集：キーワードでわかる！ 糖尿病透析患者の看護のポイント. 透析ケア. 20 (10) 33-63.
3) 堀川直史. 糖尿病透析患者の心理と対応. 糖尿病診療マスター. 15 (8), 2017, 670-3.

❹

1) 日本腎不全看護学会編. 腎不全看護. 第5版. 東京, 医学書院, 2018, 213-8.
2) 加藤明彦. "フレイル". 透析患者の合併症ビジュアル図鑑. 透析ケア2019夏季増刊. 佐藤隆編. 大阪, メディカ出版, 2019, 42-5.
3) 水内恵子. 高齢の透析患者を支えるケア. 臨牀透析. 35 (11), 2019, 1365-72.
4) 三村洋美ほか. 高齢透析患者の現状と透析看護の目標. 透析ケア. 24 (10), 2018, 886-9.
5) 峰松由紀子ほか. 多様性. 透析ケア. 25 (10), 2019, 911.
6) 井本千秋. 3社会的機能の変化とアセスメント. 透析ケア. 25 (10), 2019, 923-5.

❺

1) 日本循環器学会／日本血管外科学会合同ガイドライン. 2022年改訂版 末梢動脈疾患ガイドライン. https://jsvs.org/ja/publication/pub_pdf/2022040801b.pdf (2023年2月閲覧)
2) 西田壽代. はじめよう！ フットケア. 第3版. 東京, 日本看護協会出版会, 2013, 314p.
3) 日本フットケア学会. フットケア：基礎知識から専門技術まで. 第2版. 東京, 日本フットケア学会, 2012, 260p.
4) 日本フットケア学会. フットケアと足病変治療ガイドブック. 第3版. 東京, 医学書院, 2017, 304p.
5) 一般社団法人日本フットケア学会・足病医学会. フットケア指導士認定について. https://jfcpm.org/footcare_instructor/index.html (2023年2月閲覧)

❻

1) 伊藤亜記監修. "介護保険最初に知っておきたい基本の基本". いちばんわかりやすい最新介護保険. 東京, 成美堂出版, 2020, 25.
2) 厚生労働省. 自立支援医療制度の概要. https://www.mhlw.go.jp/stf/seisakunitsuite/bunya/hukushi_kaigo/shougaishahukushi/jiritsu/gaiyo.html (2023年2月閲覧)
3) 日本年金機構. https://www.nenkin.go.jp (2023年2月閲覧)

🐾 8章 ---

❶

1) 日本透析医会「透析施設における標準的な透析操作と感染予防に関するガイドライン」改訂に向けたワーキンググループ. 透析施設における標準的な透析操作と感染予防に関するガイドライン(五訂版). 日本透析医会, 2020, 205p.
2) NIID国立感染症研究所. 新型コロナウイルス感染症に対する感染管理. 2021年8月6日改訂版. https://www.niid.go.jp/niid/ja/diseases/ka/corona-virus/2019-ncov/2484-idsc/9310-2019-ncov-01.html (2023年2月閲覧)
3) NIID国立感染症研究所. 新型コロナウイルス(SARS-CoV-2)の感染経路について. 2022年3月28日. https://www.niid.go.jp/niid/ja/20xx-ncov/2484-idsc/11053-covid19-78.html (2023年2月閲覧)
4) 国立感染症研究所. 医療機関における風しん対策ガイドライン. 平成26年3月. 平成26年4月3日一部改訂. https://www.niid.go.jp/niid/images/idsc/disease/rubella/kannrenn/iryoukikann-taisaku.pdf (2023年2月閲覧)
5) 馬場尚志. 発熱や皮疹への対応のDo&DoNot6. インフェクションコントロール. 27 (12), 2018, 1187-95.

❷

1) 日本透析医学会東日本大震災学術調査ワーキンググループ. 東日本大震災学術調査報告書：災害時透析医療展開への提言. 日本透析医学会, 2013, 12-5. https://www.jsdt.or.jp/jsdt/1641.html (2023年2月閲覧)
2) 赤塚東司雄. "体外循環中に一時離脱するときはとうするの？". 透析室の災害対策マニュアル. 改訂2版. 大阪, メディカ出版, 2012, 18-21.
3) 土屋和子. "透析医療の火災対策". 篠田俊雄ほか編. 臨床工学技士のための透析医療. 東京, 学研メディカル秀潤社, 2017, 260-6.
4) 赤塚東司雄ほか. "停電・断水, 火災, 地震". 血液透析施行時のトラブルマニュアル. 改訂第3版. 大平整爾ほか編. 東京, 日本メディカルセンター, 2014, 424-47.
5) 小尾口邦彦編著. そのまま使える災害対策アクションカード＋はじめての病院BCP Ver.2. 東京, 中外医学社, 2020, 91-5.
6) 菊池聡. 災害における認知バイアスをどうとらえるか：認知心理学の知見を防災減災に応用する. 日本地すべり学会誌. 55 (6), 2018, 286-92.

索 引

※本書は、単行本『改訂2版 はじめての透析看護』（2019年刊行）を大幅に加筆・修正したものです。

NEW はじめての透析看護－" なぜ "からわかる、ずっと使える！

2023年4月20日発行　第1版第1刷

監　修	北村 健一郎
編　集	富樫 たつ子
発行者	長谷川 翔
発行所	株式会社メディカ出版
	〒532-8588
	大阪市淀川区宮原3－4－30
	ニッセイ新大阪ビル16F
	https://www.medica.co.jp/
編集担当	西岡和江
編集協力	加藤明子
装幀・組版	クニメディア株式会社
本文イラスト	川本満／福井典子／中村恵子／
	八代映子
印刷・製本	株式会社シナノ パブリッシング プレス

ISBN978-4-8404-8173-1　　　　　　　　　　　　　Printed and bound in Japan

当社出版物に関する各種お問い合わせ先（受付時間：平日9：00 ～ 17：00）
●編集内容については、編集局 06-6398-5048
●ご注文・不良品（乱丁・落丁）については、お客様センター 0120-276-115